Park Min-Jae

Il futuro di Covid-19

Pandemia, endemia o normalità controllata?

bup

Park Min-Jae

Il futuro di Covid-19

Pandemia, endemia o normalità controllata?

ISBN: 978-3-69035-000-6
Numero d'ordine: 1701 (brossura)
Disponibile anche come eBook

Bremen University Press, 2024.
Il manoscritto non può essere utilizzato in tutto o in parte senza il previo consenso scritto dell'editore.

Prima edizione
Settembre 2024
bup@bremenuniversitypress.com
www.bremenuniversitypress.com

Park Min-Jae

Il futuro di Covid-19

Pandemia, endemia o normalità controllata?

Panoramica

1. INTRODUZIONE   5
2. LO SVILUPPO DI COVID-19   14
3. STATO ATTUALE DELLA SCIENZA SU COVID-19   24
4. VACCINAZIONI E IMMUNITÀ OGGI   45
5. PROGRESSI TERAPEUTICI E CURE MEDICHE   59
6. ADATTAMENTI SOCIALI E MISURE DI PROTEZIONE OGGI   79
7. CHI È ANCORA A RISCHIO?   89
8. IL FUTURO CON COVID   97
9. CONCLUSIONE   128
10. INDICE   135
11. ULTERIORI LETTURE   137

Indice dei contenuti

1. INTRODUZIONE   5

1.1.	ARGOMENTO E RILEVANZA	8
1.2.	DOMANDE IMPORTANTI	9
1.2.1.	IL COVID-19 È DIVENTATO MENO PERICOLOSO?	9
1.2.2.	QUALI MISURE DI PROTEZIONE SONO ANCORA PERTINENTI?	12

2. LO SVILUPPO DI COVID-19   14

2.1.	REVISIONE DELLA PANDEMIA (2020-2023)	14
2.1.1.	CRONOLOGIA DELLA PANDEMIA E DELLE SUE ONDATE	14
2.1.2	SVILUPPO DELLE VARIANTI VIRALI PIÙ IMPORTANTI (ALPHA, DELTA, OMIKRON, ECC.)	16
2.1.3.	REAZIONI DELLA COMUNITÀ INTERNAZIONALE: CHIUSURE, CAMPAGNE DI VACCINAZIONE, IMPATTO ECONOMICO	18
2.2.	LA TRANSIZIONE DA PANDEMIA A ENDEMIA	20

3. STATO ATTUALE DELLA SCIENZA SU COVID-19   24

3.1.	DIFFUSIONE E INFETTIVITÀ	24
3.1.1.	VARIANTI VIRALI ATTUALMENTE IN CIRCOLAZIONE E LORO CARATTERISTICHE	24
3.1.2.	MODELLI DI DIFFUSIONE: CON QUALE FREQUENZA IL VIRUS CIRCOLA DI NUOVO OGGI?	31
3.1.3.	DIFFERENZE DI DISTRIBUZIONE	32
3.2.	SINTOMI E GRAVITÀ DELLA MALATTIA	34
3.2.1.	CAMBIAMENTO DEL DECORSO DELLA MALATTIA	34
3.2.2.	QUALI SINTOMI SONO ANCORA OGGI COMUNI?	36
3.2.3.	CORSI DIVERSI IN PERSONE VACCINATE E NON VACCINATE	38
3.3	COVID LUNGO	40
3.3.1	DEFINIZIONE E PREVALENZA DELLA COVID LUNGA	40
3.3.2	FREQUENZA DELLE CONSEGUENZE A LUNGO TERMINE RISPETTO AGLI ANNI PRECEDENTI	40
3.3.3.	GESTIONE DELLA COVID LUNGA: DIAGNOSI, TRATTAMENTO E ASSISTENZA A LUNGO TERMINE	42

4. VACCINAZIONI E IMMUNITÀ OGGI 45

4.1.	ULTERIORE SVILUPPO DEI VACCINI	45
4.1.1.	PANORAMICA DEI VARI VACCINI COVID-19 (MRNA, VACCINI VETTORIALI, VACCINI INATTIVATI)	45
4.1.2.	NUOVE GENERAZIONI DI VACCINI E LORO EFFICACIA CONTRO NUOVE VARIANTI VIRALI	47
4.1.3.	DIFFERENZE TRA I VACCINI: EFFETTO PROTETTIVO, DURATA DELL'IMMUNITÀ, RICHIAMI	49
4.2.	**TASSO DI VACCINAZIONE E IMMUNITÀ DELLA POPOLAZIONE**	**51**
4.2.1.	TASSI DI VACCINAZIONE ATTUALI NEL MONDO E LORO INFLUENZA SULLA DIFFUSIONE DEL VIRUS	51
4.2.2.	DISCUSSIONE SULL'IMMUNITÀ NATURALE E SULL'IMMUNITÀ DA VACCINO	52
4.2.3.	IMPORTANZA DELLE VACCINAZIONI DI RICHIAMO	54
4.3.	**GRUPPI TARGET PER LE VACCINAZIONI OGGI**	**56**
4.3.1.	CHI DOVREBBE CONTINUARE A VACCINARSI REGOLARMENTE?	56
4.3.2.	RACCOMANDAZIONI DELL'OMS E DELLE AUTORITÀ SANITARIE NAZIONALI	57

5. PROGRESSI TERAPEUTICI E CURE MEDICHE 59

5.1.	NUOVE OPZIONI DI TRATTAMENTO	59
5.1.1.	PANORAMICA DELLE ATTUALI OPZIONI TERAPEUTICHE (FARMACI ANTIVIRALI, ANTICORPI MONOCLONALI)	59
5.1.2.	SVILUPPO DI FARMACI CONTRO I CORSI GRAVI E LE COVID LUNGHE	61
5.1.3.	IMPORTANZA DELLA DIAGNOSI PRECOCE E DEL TRATTAMENTO MIRATO	67
5.2.	**CAPACITÀ DEGLI OSPEDALI E OFFERTA DI ASSISTENZA SANITARIA**	**69**
5.2.1.	QUANTO SONO PREPARATI OGGI I SISTEMI SANITARI AD AFFRONTARE LE PANDEMIE?	69
5.2.2.	CAMBIAMENTI IN OSPEDALE E IN TERAPIA INTENSIVA	74
5.2.3.	IMPATTO DELLA PANDEMIA SULLA POLITICA SANITARIA A LUNGO TERMINE	75

6. ADATTAMENTI SOCIALI E MISURE DI PROTEZIONE OGGI 79

6.1.	MISURE DI PROTEZIONE PERMANENTE	79
6.1.1.	QUALI MISURE SONO ANCORA ATTUALI?	79
6.1.2.	MISURE DI PROTEZIONE SITUAZIONALI	79
6.1.3.	DIFFERENZE REGIONALI NELLE MISURE DI PROTEZIONE	81
6.2.	**VIAGGI E GRANDI EVENTI**	**82**

6.2.1.	COVID-19 E VIAGGI INTERNAZIONALI: QUALI SONO I REGOLAMENTI ANCORA IN VIGORE?	82
6.2.2.	PRECAUZIONI DI SICUREZZA PER I GRANDI EVENTI (AD ES. CONCERTI, EVENTI SPORTIVI)	83
6.2.3.	COVID-19 NELLA VITA QUOTIDIANA	84
6.3.	**SOLUZIONI DIGITALI E TECNICHE**	**86**
6.3.1.	USO DI APP PER IL MONITORAGGIO DELLE INFEZIONI E LA TRACCIABILITÀ DEI CONTATTI	86
6.3.2	MIGLIORARE I SISTEMI DI VENTILAZIONE NEGLI SPAZI PUBBLICI	87

7. CHI È ANCORA A RISCHIO? 89

7.1.	GRUPPI A RISCHIO OGGI	89
7.1.1.	ANZIANI E PERSONE CON PATOLOGIE PREESISTENTI	89
7.1.2	PERSONE CON SISTEMA IMMUNITARIO INDEBOLITO	90
7.1.3.	DIFFERENZE GEOGRAFICHE E SOCIALI: PAESI CON SCARSA ASSISTENZA SANITARIA	91
7.2.	**COVID-19 NEI PAESI IN VIA DI SVILUPPO**	**93**
7.2.1.	SFIDE NELLA DISTRIBUZIONE DEI VACCINI E NELL'ASSISTENZA MEDICA	93
7.2.2.	CONSEGUENZE ECONOMICHE E SANITARIE A LUNGO TERMINE NEI PAESI CON BASSI TASSI DI IMMUNIZZAZIONE	94

8. IL FUTURO CON COVID 97

8.1.	SVILUPPO FUTURO DEL VIRUS	97
8.1.1.	SCENARIO ENDEMICO	97
8.1.2.	ONDATE PESANTI RICORRENTI DOVUTE A NUOVE VARIANTI	100
8.1.3.	RITORNO A UNA NORMALITÀ CONTROLLATA	103
8.1.4.	QUALE SCENARIO È IL PIÙ REALISTICO?	105
8.2.	**QUANTO SONO PROBABILI NUOVE VARIANTI DEL VIRUS?**	**108**
8.3.	**ADATTAMENTO DEL VACCINO, MONITORAGGIO**	**111**
8.4.	**COSA POTREBBE PORTARE A UN NUOVO AGGRAVAMENTO DELLA SITUAZIONE?**	**114**
8.5.	**STRATEGIE A LUNGO TERMINE PER LA GESTIONE DEL COVID-19**	**116**
8.5.1.	MISURE PREVENTIVE PER FUTURE PANDEMIE	120
8.5.2.	IMPORTANZA DELLA COOPERAZIONE INTERNAZIONALE NELLA LOTTA CONTRO LA PANDEMIA	123

9.	CONCLUSIONE	**128**
10.	INDICE	**135**
11.	ULTERIORI LETTURE	**137**

1. introduzione

Covid non è finito.

Pochi giorni fa è stata diffusa la notizia che le cifre dell'infezione in Spagna nell'autunno del 2024 sono così alte da mettere a rischio misure come la quarantena per alcuni viaggiatori se i numeri continuano a salire. Tutto da capo?

I dati sull'infezione da COVID-19 in Spagna sono aumentati nuovamente nel 2024, soprattutto negli ultimi mesi. I rapporti mostrano che il tasso di infezione in estate è stato circa sei volte superiore rispetto all'anno precedente, soprattutto in regioni come Valencia. Il tasso di positività si è recentemente attestato intorno al 6,5%, il che è dovuto all'aumento delle interazioni sociali e dei viaggi durante la stagione delle vacanze. Dobbiamo prepararci di nuovo a una pandemia?

L'aumento generale dei casi di COVID-19-nell'autunno 2024 indica la continua dinamicità e adattabilità del virus. Queste nuove varianti sembrano avere una maggiore capacità di eludere le difese immunitarie, sia nelle persone già vaccinate sia in quelle sopravvissute a una precedente infezione. Ciò dimostra che il virus continua a mutare e ad adattarsi, rendendo più difficile per i vaccini esistenti e le difese immunitarie naturali contenere efficacemente la diffusione.

Esiste quindi il rischio di un'altra pandemia?

L'aumento delle infezioni e del relativo tasso di positività, nonché l'incremento dei ricoveri ospedalieri in vari Paesi e regioni, tra cui Stati Uniti e Brasile, sottolineano la necessità di una strategia sanitaria adeguata. L'aumento del tasso di ospedalizzazione dimostra che le nuove varianti non solo sono non solo sono più contagiose, ma possono anche causare decorsi più gravi della malattia, soprattutto nei gruppi a rischio o nelle persone con condizioni preesistenti.

La COVID-19-rimane un problema sanitario globale in corso che continuerà a porre sfide significative ai sistemi sanitari e alla popolazione generale nel 2024. Nonostante i progressi nei vaccini, nelle terapie e nelle misure di prevenzione, la pandemia è la pandemia è ben lungi dall'essere conclusa a causa della continua mutazione del virus è tutt'altro che conclusa. Queste sottovarianti sono caratterizzate da una maggiore trasmissibilità e dalla capacità di aggirare i meccanismi di difesa immunitaria esistenti, portando a un continuo aumento dei tassi di infezione.

Il numero crescente di nuovi ricoveri ospedalieri mette a dura prova i sistemi sanitari già esausti. Soprattutto nei Paesi con infrastrutture mediche già sovraccariche, come alcune regioni degli Stati Uniti e del Brasile, la situazione si aggrava ulteriormente. La crescente domanda di terapia intensiva, di capacità di analisi e di attrezzature mediche mette a dura prova le risorse ospedaliere e può portare a colli di bottiglia nell'assistenza.

Un altro problema è l'onere a lungo termine di una lunga COVID che sta diventando una sfida a lungo termine sia per i pazienti colpiti che per i sistemi sanitari. L'assistenza a questi pazienti richiede cure mediche specializzate e piani di trattamento a lungo termine che richiedono capacità aggiuntive.

Anche la popolazione generale sta affrontando difficoltà continue. Possibili misure come maschere obbligatorie, allontanamento sociale e campagne di vaccinazione potrebbero dover essere nuovamente intensificate, rendendo l'accettazione di tali misure una sfida politica e sociale. Esiste il rischio di "stanchezza da pandemia", in cui diminuisce la disponibilità delle persone a rispettare le misure di protezione, il che potrebbe favorire ulteriormente la diffusione del virus.

La pandemia ha avuto anche conseguenze economiche e sociali di vasta portata che continuano a farsi sentire. Le chiusure, misure di quarantena e l'interruzione delle catene di approvvigionamento globali hanno portato a contraccolpi economici in molte parti del mondo che continueranno ad avere un impatto nel 2024. La ripresa economica rimane lenta in molti luoghi e alcuni settori, in particolare il turismo e la vendita al dettaglio, continuano a risentire degli effetti della pandemia.

In sintesi, si può affermare che la COVID-19-continuerà a essere un problema multifattoriale anche nel 2024, con ripercussioni sulla salute, sull'economia e sulla società in egual misura. Per continuare a controllare la pandemia e minimizzare i danni a lungo termine, sarà necessaria una combinazione di sviluppo continuo di vaccini, solide misure di salute pubblica e un'infrastruttura medica adattabile.

1.1. Argomento e rilevanza

Oggi, la situazione globale relativa al COVID-19 è cambiata radicalmente rispetto al 2020 e al 2021.

Se nelle prime fasi della pandemia il virus ha avuto un impatto massiccio sulla salute, sulle strutture sociali e sull'economia, la minaccia potenziale è stata ridotta da una combinazione di fattori naturali e umani. Questi fattori includono lo sviluppo di vaccini, trattamenti antivirali, un'ampia immunità nella popolazione e la mutazione del virus stesso, che tende a evolversi in varianti meno pericolose. si è evoluto in varianti meno pericolose. Ciononostante, rimane la questione dell'attuale pericolosità della COVID-19 e le misure appropriate per combattere l'infezione nel 2024 rimangono rilevanti.

La comprensione degli effetti a lungo termine sulla salute della COVID-19 si è evoluta. È diventato chiaro che i sintomi della cosiddetta "COVID lunga" possono manifestarsi in alcune persone anche mesi dopo l'infezione acuta. Ciò riguarda anche le persone più giovani e altrimenti sane, sebbene il rischio aumenti con l'età e le condizioni preesistenti. La ricerca medica in questo settore è avanzata, ma ci sono ancora molte domande senza risposta, in particolare per quanto riguarda le migliori strategie di trattamento e le misure preventive contro la

COVID lunga. Questo sviluppo sottolinea l'importanza di continuare a trattare la COVID-19 come una malattia grave. Ma quanto è pericolosa la COVID-19 oggi?

1.2. Domande importanti

1.2.1. Il COVID-19 ha perso la sua pericolosità?

Oggi, sia il grave decorso della malattia sia l'alto tasso di mortalità che caratterizzavano la COVID-19-pandemia nei primi anni si sono notevolmente ridotti. Ciò è dovuto principalmente all'ampio accesso ai vaccini, all'aumento dell'immunità naturale e a migliori opzioni terapeutiche. e migliori opzioni terapeutiche. Rispetto alle prime fasi della pandemia, in cui la COVID-19 ha comportato un notevole sovraccarico dei sistemi sanitari in tutto il mondo, le forme più gravi di COVID-19 sono ora meno comuni, soprattutto tra le persone vaccinate o già infettate.

I vaccini svolgono un ruolo centrale in questo sviluppo. L'introduzione di vaccini a mRNA e di altre formulazioni non solo ha contribuito a contenere la diffusione del virus, ma ha anche ridotto significativamente il numero di malattie gravi e di decessi. I vaccini continueranno a essere aggiornati nel 2024 per far fronte alle nuove varianti del virus. del virus. I vaccini più recenti sono rivolti alle sottovarianti Omikron-sottovarianti come KP.3.1.1 che, pur provocando nuove ondate di infezione, non causano un aumento significativo dei casi gravi e dei decessi, come è avvenuto all'inizio della pandemia.

Inoltre, si è sviluppata un'immunità naturale all'interno della popolazione si è evoluta. Molte persone hanno sviluppato una certa immunità di base, grazie a precedenti infezioni o vaccinazioni, che riduce notevolmente il rischio di casi gravi. Anche se le nuove varianti del virus sviluppano ripetutamente la capacità di aggirare parte di questa immunità, di solito sono meno letali dei ceppi originali del virus.

Anche la disponibilità di migliori trattamenti medici ha contribuito a ridurre il tasso di mortalità. Farmaci antivirali come il Paxlovid si sono dimostrati efficaci nel ridurre i ricoveri e i decessi, soprattutto se somministrati nelle prime fasi dell'infezione. Anche l'esperienza del personale medico nel trattare i pazienti affetti da COVID-19-è migliorata, contribuendo a garantire che i casi gravi possano essere trattati meglio.

Sebbene la gravità della pandemia di COVID-19-sia diminuita rispetto alle prime fasi, il virus rimarrà pericoloso anche nel 2024, soprattutto per alcuni gruppi a rischio e a seconda delle nuove varianti del virus. Ma quanto è davvero esistenziale la minaccia?

I pericoli di COVID-19 possono essere visti da diverse prospettive:

- Gruppi a rischio: Le persone con condizioni preesistenti come il diabete, l'ipertensione, le malattie cardiache o un sistema immunitario indebolito, così come gli anziani, continuano ad avere un rischio maggiore di progressione della malattia e di complicazioni gravi. Per questi gruppi, un'infezione da COVID-19può ancora essere pericolosa per la vita di questi gruppi.

- Nuove variantiNuovo Omikron-sottovarianti come KP.3.1.1 hanno dimostrato di poter aggirare parzialmente l'immunità, anche in persone vaccinate o che hanno già contratto la COVID-19 erano già ammalate. Anche se molte di queste varianti tendono a causare sintomi più lievi, il rischio di casi gravi rimane in alcune persone. Inoltre, queste varianti possono portare a un sovraccarico dei sistemi sanitari a causa della loro maggiore trasmissibilità, che può rendere più difficile la cura di persone gravemente malate.

- COVID lungoUn altro fattore che sottolinea la pericolosità del virus è il rischio di COVID lunga. Anche in caso di decorso lieve o moderato, possono manifestarsi sintomi persistenti come affaticamento, respiro corto, problemi neurologici o cardiovascolari, che possono compromettere in modo significativo la qualità della vita per mesi o addirittura anni.

- Lacune nell'immunità: L'immunità alla COVID-19sia attraverso la vaccinazione che l'infezione naturale, sembra diminuire nel tempo. Ciò aumenta la probabilità di reinfezione, anche nei soggetti vaccinati. Sebbene le vaccinazioni forniscano ancora una forte protezione contro i corsi gravi, potrebbero essere necessarie vaccinazioni di richiamo per mantenere l'efficacia.

- Sistemi sanitari: Anche se il numero di decessi è diminuito in molti Paesi, l'aumento dei tassi di infezione può mettere a dura prova i sistemi sanitari, con conseguenti rischi indiretti per la salute. Il sovraffollamento degli ospedali potrebbe far sì che i pazienti affetti da altre malattie critiche ricevano un'assistenza più carente.

Quanto è pericoloso il COVID-19 ancora oggi? E cosa si può fare per contenere il pericolo?

1.2.2. Quali misure di protezione sono ancora pertinenti?

Nel 2024 ci si chiede se misure come l'uso di mascherinenorme igieniche e le regole di allontanamento sociale hanno ancora senso o se l'attenzione debba spostarsi su altre strategie di protezione.

La mutata situazione di rischio dovuta alla COVID-19 ha influenzato la percezione e l'accettazione generale di queste misure. Se nelle prime fasi della pandemia erano necessarie misure rigorose come le maschere obbligatorie, l'allontanamento sociale e l'aumento delle pratiche igieniche, nel 2024 il loro ruolo e la loro importanza sono cambiati in molte regioni.

- L'uso delle maschere è diventato sempre più volontario e dipendente dal contesto, con molti Paesi che hanno eliminato l'obbligo di indossare le maschere.

- L'attenzione si è spostata dalle rigide regole di disinfezione, ancora onnipresenti nei primi anni della pandemia, al mantenimento generale di buone pratiche igieniche.

- Le regole di allontanamento sociale In molte parti del mondo non sono più applicate in modo così rigoroso come all'inizio della pandemia.

L'attenzione si è invece spostata su altre misure, in particolare sulle vaccinazioni e sui richiami immunitari mirati, soprattutto per i gruppi vulnerabili come gli anziani o le persone con condizioni preesistenti. È sufficiente o i numeri in aumento indicano nuovi problemi?

2. Lo sviluppo di COVID-19

2.1. Revisione della pandemia (2020-2023)

2.1.1. Cronologia della pandemia e delle sue ondate

Da quando sono stati documentati i primi casi di COVID-19-a Wuhan, in Cina, nel dicembre 2019, il virus si è diffuso rapidamente in tutto il mondo e si è trasformato in una pandemia globale. La malattia, causata dal nuovo coronavirus SARS-CoV-2ha comportato un enorme onere per i sistemi sanitari e un gran numero di decessi nei primi mesi. All'inizio, la polmonite grave e la mancanza di respiro erano i sintomi principali della progressione della malattia.

Nel corso della pandemia, il mondo ha attraversato diverse ondate di infezione, spesso caratterizzate dalla comparsa di nuove varianti del virus. Particolarmente importante è stata la variante alfache è stata individuata per la prima volta nel Regno Unito e si è diffusa in tutto il mondo all'inizio del 2021. A questa è poi seguita la variante deltache aveva una trasmissibilità significativamente più elevata e un tasso di mortalità più alto. Infine, a partire dalla fine del 2021, la variante Omikron-che, pur essendo altamente contagiosa, è associata a una progressione più lieve della malattia.

I governi di tutto il mondo hanno reagito in modo diverso a queste ondate, a seconda della situazione sanitaria e del quadro politico di riferimento. Le misure di contenimento del virus hanno incluso severe chiusure, maschere obbligatorie, regole di allontanamento sociale e l'introduzione di regole di quarantena per le persone e i viaggiatori infetti. Queste misure hanno comportato notevoli problemi sociali ed economici in molti Paesi. Allo stesso tempo, sono state lanciate massicce campagne di test e vaccinazione per controllare la diffusione e proteggere la popolazione da gravi forme di malattia.

I vaccini, sviluppati in tempi record, hanno svolto un ruolo fondamentale nella lotta alla pandemia. Dalla fine del 2020 sono stati autorizzati i primi vaccini a base di mRNA di Pfizer-BioNTech e Moderna, seguiti da altri vaccini basati su varie tecnologie. Queste campagne di vaccinazione hanno contribuito in modo significativo a contenere gli effetti più gravi della pandemia e a ridurre il numero di decessi.

Anche se la situazione globale è migliorata grazie alle vaccinazioni e all'immunità naturale è migliorata, il COVID-19 rimane rimane un problema dinamico e in evoluzione che continua a richiedere l'attenzione internazionale, in particolare attraverso l'adattamento dei vaccini e delle misure preventive alle nuove varianti del virus.

2.1.2 Sviluppo delle più importanti varianti del virus (Alpha, Delta, Omikronecc.)

Nel corso della COVID-19-diverse varianti del virus hanno svolto un ruolo centrale nella diffusione del virus e nello sviluppo del decorso della malattia. Queste varianti sono state causate da mutazioni nel genoma del SARS-CoV-2 e avevano caratteristiche diverse in termini di trasmissibilità, gravità della malattia e capacità di eludere la risposta immunitaria. Le varianti più importanti che hanno plasmato la dinamica della pandemia sono alfa, delta e omicron..

2.1.2.4 Variante Alfa (B.1.1.7)

Questa variante è stata individuata per la prima volta nel Regno Unito alla fine del 2020 e si è rapidamente diffusa in tutto il mondo. Era circa il 50% più contagiosa del tipo selvaggio originale del virus e ha portato a un aumento significativo del numero di infezioni. Gli studi hanno dimostrato che la variante alfa ha portato anche a una progressione più grave della malattia e a una maggiore mortalità, il che ha reso più urgenti le misure di contenimento e la vaccinazione. In molti Paesi, la variante alfa è stata responsabile di una seconda ondata di infezioni.

2.1.2.5 Variante Delta (B.1.617.2)

La variante deltaidentificata per la prima volta in India, ha dominato la situazione pandemica globale a partire dalla metà del 2021. Non solo era ancora più contagiosa della variante alfama ha anche provocato forme più gravi della malattia. Particolarmente preoccupante è stata la sua capacità di portare a infezioni dirompenti anche nelle persone vaccinate, sebbene i vaccini continuassero a offrire una buona protezione contro le forme gravi. Delta ha provocato nuove ondate di infezioni in molti Paesi e ha sovraccaricato i sistemi sanitari.

2.1.2.6 Omicron-variante (B.1.1.529)

Alla fine del 2021, la variante Omikron-è emersa e si è diffusa rapidamente in tutto il mondo. Questa variante era ancora più contagiosa di Delta, ma in genere portava a una progressione più lieve della malattia, soprattutto nelle persone vaccinate e in quelle con un'infezione precedente. Omikron ha introdotto un elevato numero di mutazioni nella proteina spike che hanno permesso al virus di sfuggire parzialmente all'immunità costruita con i vaccini e le infezioni precedenti. Nonostante il decorso lieve della malattia, l'ondata di Omikron ha comunque comportato un notevole onere per i sistemi sanitari a causa dell'elevato numero di infezioni. Omicron ha portato alla comparsa di numerose sottovarianti, come BA.1, BA.2 e successivamente XBB.1.5, che si sono diffuse a livello mondiale e hanno contribuito a ulteriori ondate.

In sintesi, queste varianti hanno hanno avuto un'influenza decisiva sulla pandemia in fasi diverse. Mentre

Alpha e Delta sono state caratterizzate da una maggiore gravità e mortalità, Omikron è stato caratterizzato da un alto tasso di infezione ma da un decorso più mite. è stato caratterizzato da un alto tasso di infezione ma da un decorso più mite. Ognuna di queste varianti ha costretto i governi di tutto il mondo ad adattare le proprie misure e strategie di vaccinazione per tenere sotto controllo la diffusione del virus.

2.1.3. Reazioni della comunità internazionale: chiusure, campagne di vaccinazione, impatto economico

La comunità internazionale ha risposto alla pandemia di COVID-19-pandemia con una serie di misure volte a rallentare la diffusione del virus e a proteggere la popolazione. Queste risposte, che variavano a seconda della regione e della gravità della situazione, comprendevano principalmente blocchi, campagne di vaccinazione e pacchetti di aiuti economici. Se da un lato queste misure ebbero un chiaro successo nel contenere la pandemia, dall'altro portarono a cambiamenti economici e sociali di vasta portata.

All'inizio della pandemia, nel 2020, molti governi di tutto il mondo si sono affidati alle misure di blocco per rallentare la diffusione esponenziale del virus. per rallentare la diffusione esponenziale del virus. Questa misura, imposta per la prima volta in Cina a Wuhan, si è rapidamente diffusa in altri Paesi. Molti Paesi hanno chiuso negozi, scuole e istituzioni pubbliche e hanno imposto il coprifuoco. Queste chiusure hanno portato a una significativa riduzione della mobilità e hanno contribuito ad alleggerire il peso sui sistemi sanitari riducendo il numero di nuove infezioni. Tuttavia, le conseguenze sociali e psicologiche sono state notevoli. Le fasce economicamente più deboli della popolazione sono state particolarmente colpite, in quanto molte persone hanno perso il lavoro o hanno subito un calo del reddito. L'isolamento e la limitazione della libertà di movimento hanno portato anche a un aumento dei problemi di salute mentale, come ansia e depressione, in tutto il mondo.

Con la disponibilità dei primi vaccini COVID-19-è diventata disponibile alla fine del 2020, molti Paesi hanno avviato programmi di vaccinazione completi. Queste campagne hanno avuto particolare successo in Paesi come gli Stati Uniti, l'Unione Europea e Israele e hanno contribuito a ridurre significativamente il numero di casi gravi e di decessi. Vaccini come quelli di Pfizer-BioNTech, Moderna e AstraZeneca sono stati utilizzati in tutto il mondo per raggiungere l'immunità di gregge. Organizzazioni internazionali come l'Organizzazione mondiale della sanità (OMS)) e l'iniziativa di immunizzazione COVAX hanno svolto un ruolo fondamentale nel fornire ai Paesi più poveri l'accesso ai vaccini. Tuttavia, i tassi di vaccinazione sono rimasti distribuiti in modo disomogeneo in molti Paesi, il che ha portato a ondate persistenti di infezione nelle regioni con bassi tassi di vaccinazione. Oltre ai benefici per la salute, le campagne di vaccinazione hanno anche alimentato dibattiti sociali, in particolare per quanto riguarda la vaccinazione obbligatoria e l'accettazione dei vaccini.

La pandemia ha provocato una significativa flessione economica in tutto il mondo, in quanto molti Paesi hanno dovuto limitare fortemente le loro attività economiche durante le serrate. Ciò ha colpito soprattutto il settore dei servizi, l'industria del turismo e le piccole e medie imprese. Per attutire l'impatto economico, molti governi hanno deciso di adottare ampi pacchetti di aiuti. Gli Stati Uniti, ad esempio, hanno varato programmi di stimolo economico per un valore di diversi trilioni di dollari per garantire i posti di lavoro, sostenere le aziende ed erogare aiuti finanziari diretti ai cittadini. Anche l'Unione Europea ha messo a disposizione miliardi con il suo fondo "Next Generation EU" per minimizzare i danni economici negli Stati membri. Sebbene queste misure abbiano contribuito a prevenire una crisi economica più profonda, hanno anche portato a un aumento significativo del debito nazionale in molti Paesi.

2.2. La transizione da pandemia a endemia

I termini "pandemia" ed "endemia" si riferiscono alla comparsa e alla diffusione di malattie infettive, ma descrivono situazioni epidemiologiche diverse.

Una pandemia è un'epidemia globale o almeno continentale di una malattia infettiva che si diffonde rapidamente attraverso i confini nazionali e continentali. È caratterizzata da un elevato numero di infezioni in molte regioni diverse. Un esempio classico è la pandemia di COVID-19-che ha colpito gran parte della popolazione mondiale a partire dalla fine del 2019. Le pandemie si verificano quando emerge un nuovo agente patogeno contro il quale la popolazione ha una scarsa immunità, portando a una diffusione rapida e capillare. Una pandemia può manifestarsi a ondate, con regioni diverse che vengono colpite più gravemente in momenti diversi.

L'endemia, invece, descrive una situazione in cui un virus o una malattia è presente in modo permanente in una determinata regione o popolazione, senza che si verifichino epidemie eccezionali o un aumento massiccio del numero di casi. Il virus circola continuamente, ma rimane ad un livello stabile. Questa diffusione stabile è caratteristica di una situazione endemica e differisce fondamentalmente dalle ondate pandemiche, in cui il numero di infezioni aumenta improvvisamente in tutto il mondo. Un classico esempio di virus endemico è il virus dell'influenza, che circola ogni anno in molte parti del mondo e provoca epidemie stagionali.

I virus endemici spesso raggiungono un equilibrio con la popolazione colpita, e alcune persone acquisiscono una certa immunità grazie a precedenti infezioni o vaccinazioni. Sebbene questa immunità non prevenga le infezioni, in molti casi garantisce un decorso più lieve della malattia e un minor numero di persone che sviluppano sintomi gravi.

Un'altra caratteristica dei virus endemici è che continuano a mutare e ad adattarsi al loro ambiente. Queste mutazioni possono portare il virus a diventare più contagioso o ad aggirare parzialmente le barriere immunitarie esistenti. I vaccini devono quindi essere continuamente adattati per garantire una difesa immunitaria efficace. Allo stesso tempo, la sorveglianza da parte dei sistemi sanitari rimane essenziale per riconoscere tempestivamente i cambiamenti potenzialmente pericolosi del virus.

Un esempio è la transizione del SARS-CoV-2-in uno stato endemico. Mentre la fase pandemica globale si sta gradualmente attenuando, è chiaro che il virus sta ancora circolando, ma in un contesto più stabile. C'è un'immunità diffusa nella popolazione, che riduce i casi gravi, ma il numero di infezioni non sta diminuendo completamente. Questo fa capire che il COVID-19 potrebbe essere considerato un virus endemico a lungo termine, simile all'influenza.

Nel complesso, il virus endemico descrive quindi una nuova normalità in cui il virus è permanentemente presente, ma la minaccia estrema della fase pandemica è stata lasciata alle spalle. Tuttavia, rimane necessaria una continua vigilanza per continuare a gestire efficacemente le conseguenze sanitarie e sociali di tale virus.

In uno stato endemico, la COVID-19 continuerebbe a verificarsi regolarmente, eventualmente a cadenza stagionale, ma senza le ondate travolgenti di infezioni e i decorsi gravi osservati nei primi anni della pandemia. Tuttavia, la presenza costante del virus nella popolazione non porterebbe più a una diffusione esponenziale, ma a un tasso di infezione più stabile che può essere tenuto sotto controllo attraverso l'immunità nella popolazione e regolari vaccinazioni di richiamo. La malattia potrebbe quindi entrare a far parte del novero delle malattie respiratorie stagionali, come l'influenza o il raffreddore comune.

Ma la COVID-19 già endemico? La circolazione del virus è sufficientemente prevedibile?

3. Stato attuale della scienza su COVID-19

3.1. Diffusione e infettività

3.1.1. Varianti virali attualmente in circolazione e loro caratteristiche

Nel 2024 circolano ancora diverse varianti di COVID-19.-Variantila maggior parte delle quali si basa sull'Omikron-su cui si basa la linea. Queste varianti si sono continuamente evolute dalla loro prima comparsa alla fine del 2021. Sebbene le varianti Omikron siano più avanzate rispetto alle prime versioni del SARS-CoV-2 (come Alpha e Delta). (come Alpha e Delta) in genere causano decorsi più lievi della malattia, sono comunque diffuse a causa del loro alto tasso di infezione. Ciò significa che il virus può ancora infettare molte persone, ma di solito senza gravi conseguenze per la salute, soprattutto nelle popolazioni ben vaccinate.

Le varianti del SARS-CoV-2 attualmente in circolazionein particolare le sottovarianti omicron come KP.3.1.1 e altri membri del gruppo "FLiRT", rappresentano l'ultimo stadio dell'evoluzione virale, con il virus che mostra adattamenti attraverso mutazioni che lo aiutano a eludere la risposta immunitaria e a continuare a circolare nella popolazione. "FLiRT" è l'acronimo di "Fusogenicity, L452, Immune escape, Receptor binding, and Transmission" (Fusogenicità, L452, fuga immunitaria, legame con il recettore e trasmissione), che descrive le caratteristiche chiave che caratterizzano queste varianti. Le più importanti sottovarianti omicroniche attuali e le loro proprietà sono descritte in dettaglio di seguito:

KP.3.1.1

La variante KP.3.1.1 è un membro della famiglia Omikron e appartiene al gruppo "FLiRT". Questa sottovariante ha sviluppato mutazioni nella proteina spike che migliorano la sua capacità di legarsi al recettore umano ACE2 e aumentano le sue capacità di fuga immunitaria. Mutazioni come L452R, presenti in varianti precedenti come Delta, si trovano anche in varianti come Delta, si trovano anche in KP.3.1.1 e aumentano la resistenza agli anticorpi neutralizzanti. Questa caratteristica rende KP.3.1.1 particolarmente efficace nel diffondersi in popolazioni con un'elevata immunità (dovuta alla vaccinazione o a precedenti infezioni). Finora, tuttavia, questa variante sembra causare sintomi prevalentemente lievi.

BA.2.86 (Pirola)

La variante BA.2.86, nota anche come "Pirola", ha attirato l'attenzione di tutto il mondo perché presenta un numero insolitamente elevato di mutazioni nella proteina spike, oltre 30 rispetto alle precedenti sottovarianti di Omikron. Questo numero elevato di mutazioni suggerisce che la variante potrebbe avere un forte meccanismo di fuga immunitaria, che le consente di eludere meglio i vaccini e le infezioni precedenti. Tuttavia, ad oggi non ci sono prove che BA.2.86 porti a una progressione della malattia più grave rispetto alle varianti precedenti.. I dati iniziali suggeriscono sintomi simili, per lo più lievi, come tosse, mal di gola, febbre e malessere generale.

EG.5 (Eris)

EG.5, un'altra sottovariante di Omikron, è spesso chiamata in pubblico "Eris". Si tratta di una continuazione del lignaggio BA.5, ma presenta mutazioni aggiuntive che ne potenziano le capacità di fuga immunitaria. Questa variante si è diffusa rapidamente in diversi Paesi ed è considerata una delle varianti dominanti.. I sintomi di EG.5 sono per lo più lievi e simili a quelli di altre varianti di Omikron: mal di gola, febbre lieve, mal di testa e occasionali disturbi gastrointestinali. Sono possibili anche forme gravi, soprattutto nelle persone anziane e precedentemente malate.

XBB.1.16 (Arcturus)

XBB.1.16, noto come "Arcturus", è un ricombinante di diverse varianti di Omikron. Questa variante è stata individuata in diversi Paesi e mostra una trasmissibilità leggermente maggiore rispetto alle precedenti varianti della linea Omikron. Come molte delle nuove varianti, XBB.1.16 presenta mutazioni che le consentono di sfuggire parzialmente alla risposta immunitaria. Nella maggior parte dei casi, anche questa variante causa solo sintomi lievi come tosse, affaticamento e febbre leggera, anche se in alcuni Paesi sono emerse segnalazioni di un aumento dei tassi di congiuntivite negli individui infetti.

FL.1.5.1 (Fornax)

FL.1.5.1, o "Fornax", è un'altra sottovariante di Omikron che si è diffusa negli ultimi mesi. Anche questa variante appartiene al gruppo FLiRT e presenta mutazioni simili ad altre varianti di questo gruppo, in particolare nella proteina spike. varianti di questo gruppo, in particolare nella proteina spike. La variante è caratterizzata da una maggiore trasmissibilità, ma non ha ancora mostrato una maggiore virulenza. Come per le altre varianti, i sintomi sono prevalentemente lievi, con tosse, mal di gola e affaticamento generale come sintomi principali.

Sebbene queste nuove varianti sono spesso descritte come meno virulente, il che significa che nella maggior parte dei casi causano malattie più lievi, esistono ancora rischi significativi, soprattutto per i gruppi di persone vulnerabili:

1. Fuga immunitaria: Le nuove sottovarianti, in particolare il gruppo "FLiRT", presentano mutazioni che le aiutano a sfuggire alla risposta immunitaria. Ciò significa che l'immunità generata dai vaccini o dalle infezioni precedenti è meno efficace in alcuni casi. Ciò riguarda in particolare la risposta immunitaria umorale (anticorpi), anche se l'immunità mediata dalle cellule

T di solito continua a fornire protezione contro la progressione della malattia.

2. Trasmissibilità: molte di queste nuove variantisoprattutto KP.3.1.1EG.5 e XBB.1.16, presentano una maggiore trasmissibilità. Ciò comporta una più rapida diffusione nella popolazione, che potenzialmente porta a tassi di infezione più elevati, anche se i sintomi della malattia rimangono complessivamente più lievi.

3. Gruppi vulnerabili: La maggior parte delle persone contrae un'infezione lieve, ma per gli anziani, gli individui immunocompromessi e le persone con condizioni preesistenti come il diabete, le malattie cardiache o le malattie polmonari croniche, il rischio di corsi gravi rimane elevato. Queste persone possono dipendere maggiormente dall'assistenza medica e hanno un rischio più elevato di ospedalizzazione o di conseguenze a lungo termine ("COVID lunga").

4. Conseguenze a lungo termine: Anche in caso di infezioni lievi, esiste il rischio di "COVID lunga", una condizione in cui sintomi come affaticamento, difficoltà respiratorie, problemi cognitivi e altri sintomi possono persistere per settimane o mesi dopo l'infezione acuta. La COVID lunga continua a colpire un numero significativo di persone, anche se il rischio di gravi

conseguenze a lungo termine può essere inferiore per le sottovarianti di Omikron. Le nuove sottovarianti omicron, tra cui KP.3.1.1, BA.2.86, EG.5 e altri membri del gruppo FLiRT, mostrano un significativo progresso evolutivo, in particolare in termini di evasione immunitaria e trasmissibilità. Queste varianti sembrano essere in grado di diffondersi anche in popolazioni con un'elevata immunità, ma causano per lo più sintomi lievi. I casi gravi continuano a verificarsi soprattutto nei gruppi vulnerabili. I vaccini, in particolare i richiami bivalenti, rimangono un'importante difesa contro la malattia grave, sebbene la loro efficacia contro l'infezione possa essere ridotta dalle nuove varianti. I futuri aggiustamenti dei vaccini e il monitoraggio continuo dello sviluppo del virus sono essenziali per tenere sotto controllo la pandemia nel lungo periodo.

Corsi più miti?

Uno dei motivi per cui i corsi sono più miti è che gran parte della popolazione mondiale è stata vaccinata o è già stata infettata da una versione precedente del virus. Questa "immunità ibrida" protegge molte persone dai sintomi gravi, anche se vengono infettate di nuovo. Inoltre, il virus tende a evolversi in modo da causare malattie meno gravi, il che rappresenta un vantaggio evolutivo per il virus stesso, in quanto si diffonde meglio e più velocemente senza danneggiare gravemente l'ospite.

Più contagioso, ma meno pericoloso?

Sebbene le varianti attuali sono più contagiose di quelle precedenti, di solito non comportano un sovraccarico del sistema sanitario. L'alto tasso di infezione significa che molte persone possono essere infettate in un breve periodo di tempo, ma la maggior parte di queste infezioni sono lievi o asintomatiche. L'attenzione si è quindi spostata: Mentre le prime varianti, come la delta, portavano a tassi di mortalità elevati e a decorsi gravi, oggi l'attenzione si concentra principalmente sulla protezione delle persone a rischio dall'infezione e sulla prevenzione dei decorsi gravi.

I progressi nelle vaccinazioni e nei trattamenti

Grazie alle vaccinazioni di richiamo regolari, che sono adattate alle varianti virali prevalenti, la popolazione continua a essere altamente protetta contro le forme gravi della malattia. Inoltre, sono ora disponibili farmaci antivirali efficaci che, se somministrati precocemente, riducono significativamente il rischio di complicazioni. Questi progressi stanno contribuendo a garantire che le varianti COVID-19-varianti ancora presenti nel 2024/25, ma appaiono complessivamente meno minacciose.

In sintesi, si può affermare che la COVID-19 circolerà ancora nel mondo nel 2024/25, ma con un profilo di rischio diverso. Le varianti attualmente prevalenti sono più contagiose ma con effetti più blandi, soprattutto nelle popolazioni ben immunizzate. La vaccinazione e il trattamento continuano a svolgere un ruolo cruciale nel controllo della pandemia e nella prevenzione della progressione della malattia.

3.1.2. Modello di diffusione: con quale frequenza il virus circola di nuovo oggi?

COVID-19 continua a circolare in tutto il mondo nel 2024, ma gli effetti e l'incidenza dell'infezione variano notevolmente da regione a regione. Nei Paesi con alti tassi di vaccinazione e sistemi sanitari ben sviluppati, i casi gravi di malattia sono meno numerosi rispetto ai Paesi con tassi di vaccinazione più bassi e assistenza medica limitata.

Tassi di immunizzazione e assistenza medica

In molti Paesi occidentali, che si sono affidati a campagne di vaccinazione complete fin dalle prime fasi, si è registrata una significativa riduzione dei casi gravi e dei decessi. In paesi come gli Stati Uniti, il Canada, l'Unione Europea e Israele, in particolare, la vaccinazione ha contribuito a garantire che la maggior parte delle persone infette sviluppasse solo sintomi lievi, nonostante la continua circolazione del virus. Questi Paesi sono stati in grado di mantenere l'immunità nella popolazione attraverso vaccinazioni di richiamo mirate e adattate alle nuove varianti del virus. In queste regioni, la combinazione di vaccinazioni, farmaci antivirali e un sistema sanitario stabile fa sì che le manifestazioni gravi della malattia siano meno frequenti.

Differenze regionali

Nei Paesi con tassi di vaccinazione più bassi, in particolare in alcune zone dell'Africa, del sud-est asiatico e dell'America Latina, la COVID-19 rimane una sfida importante ancora oggi. Oltre alla disponibilità di vaccinazione, anche i problemi strutturali dell'assistenza medica giocano un ruolo importante. I Paesi con accesso insufficiente ai vaccini e risorse sanitarie limitate continuano a registrare casi gravi più frequenti. Esistono anche differenze tra queste regioni: le aree urbane con un migliore accesso ai servizi medici e ai vaccini tendono a essere meno colpite rispetto alle aree rurali.

Sintesi: la COVID-19 rimane una malattia globale, ma la gravità e la frequenza dei casi dipendono fortemente da fattori regionali come i tassi di vaccinazione e la qualità dell'assistenza medica. Nelle regioni ben servite, con un'elevata copertura vaccinale, i casi gravi sono meno numerosi, mentre nei Paesi con tassi di vaccinazione più bassi e infrastrutture mediche più deboli l'impatto della malattia è ancora più grave.

3.1.3. Differenze di distribuzione

Mentre la COVID-19 è in gran parte sotto controllo nei Paesi industrializzati grazie a tassi di vaccinazione più elevati e a una migliore assistenza medica, rimane una grave minaccia in molti Paesi in via di sviluppo. Ciò è dovuto a una serie di fattori, tra cui l'accesso limitato ai vaccini, sistemi sanitari inadeguati e risorse limitate per combattere il virus.

Tassi di vaccinazione più elevati nei paesi industrializzati

I Paesi industrializzati come gli Stati Uniti, il Canada, l'Unione Europea e alcune parti dell'Asia sono riusciti a raggiungere un alto tasso di vaccinazione grazie a massicce campagne di vaccinazione. Questo non solo ha ridotto i casi gravi di malattia, ma ha anche ridotto il carico complessivo sui sistemi sanitari. Inoltre, i farmaci antivirali e le cure intensive sono ampiamente disponibili in questi Paesi, il che rende la COVID-19 possono essere trattati meglio. Vaccinazioni di richiamo adattate alle nuove varianti e l'accesso ai trattamenti antivirali stanno contribuendo a ridurre il numero di casi gravi e di decessi in questi Paesi.

Sfide nei paesi in via di sviluppo

Nei Paesi in via di sviluppo, invece, la COVID-19 rimane una minaccia acuta, poiché molte regioni hanno difficoltà a procurarsi e distribuire un numero sufficiente di vaccini. Programmi come COVAXlanciati dall'OMS e da altre organizzazioni per e da altre organizzazioni per fornire ai Paesi più poveri l'accesso ai vaccini hanno fatto progressi, ma la distribuzione è spesso disuguale. I Paesi con sistemi sanitari deboli, come alcune zone dell'Africa, dell'America Latina e del Sud-Est asiatico, devono fare i conti anche con capacità ospedaliere insufficienti, mancanza di ventilatori e carenza di personale medico. Questi fattori aumentano notevolmente il rischio di casi gravi e di decessi.

Conclusioni: la pandemia mostra chiare disuguaglianze nell'assistenza sanitaria globale. Mentre i Paesi industrializzati hanno in gran parte messo sotto controllo la COVID-19 attraverso le vaccinazioni e i moderni metodi di trattamento sotto controllo, la malattia rimane una minaccia significativa in molti Paesi in via di sviluppo. Questi paesi dipendono maggiormente dai programmi di aiuto internazionali e dallo sviluppo di sistemi sanitari più solidi per ottenere progressi simili a quelli dei paesi più ricchi.

3.2.   Sintomi e gravità della malattia

3.2.1.   Cambiamento del decorso della malattia

Nel 2024, la gravità dei casi di COVID-19-è cambiata in modo significativo rispetto ai primi anni della pandemia. La maggior parte delle infezioni è ora più lieve, il che è dovuto principalmente all'immunità diffusa nella popolazione acquisita sia attraverso le vaccinazioni sia attraverso le infezioni naturali. In molti casi, questa immunità protegge dai decorsi gravi, anche quando compaiono nuove varianti del virus.

Decorso lieve nelle persone vaccinate e guarite

Grazie alle campagne di vaccinazione globale e all'immunità da infezioni precedenti, la maggior parte dei casi di COVID-19-sono oggi meno gravi. Le persone completamente vaccinate o che hanno già avuto un'infezione hanno una solida protezione che riduce significativamente il rischio di sintomi gravi, di ospedalizzazione o di morte. Le vaccinazioni di richiamo offerte ai gruppi vulnerabili in molti Paesi contribuiscono a garantire che le nuove varianti del virus, come le sottovarianti Omikronnon portino a un serio aumento dei casi gravi di malattia.

Corsi gravi in persone non vaccinate e immunocompromesse

Tuttavia, continuano a verificarsi casi gravi di malattia, soprattutto in alcuni gruppi a rischio. Le persone non vaccinate che non hanno ancora sviluppato l'immunità da un'infezione precedente sono ancora a maggior rischio di sviluppare sintomi gravi. Questo vale anche per gli individui immunocompromessi, il cui organismo è meno in grado di sviluppare una risposta immunitaria protettiva contro il virus, anche se sono vaccinati. Questi gruppi sono particolarmente suscettibili di complicazioni come distress respiratorio, polmonite e ricovero in ospedale.

Ruolo delle vaccinazioni e delle infezioni naturali

Le massicce campagne di vaccinazione degli ultimi anni hanno aiutato molte persone a sviluppare la cosiddetta immunità ibrida, cioè l'immunità derivante dalla combinazione di vaccinazione e infezione naturale. Questa forma di immunità offre una protezione particolarmente forte contro i casi gravi, anche se non previene completamente l'infezione. È stato inoltre dimostrato che i vaccini, pur dovendo essere regolarmente adattati a nuove varianti varianti, i vaccini offrono ancora una protezione significativa contro i casi gravi della malattia anche dopo diversi mesi.

Conclusione: sebbene la COVID-19 è ancora in circolazione in tutto il mondo, la gravità della malattia è diminuita significativamente nel 2024. Ciò è dovuto principalmente all'immunità diffusa attraverso la vaccinazione e le infezioni naturali. Tuttavia, alcuni gruppi, come le persone non vaccinate e quelle immunocompromesse, rimangono a maggior rischio di casi gravi. La vaccinazione e le dosi di richiamo continuano quindi a svolgere un ruolo fondamentale nel contenere gli effetti più gravi del virus.

3.2.2. Quali sintomi si manifestano frequentemente ancora oggi?

Attualmente, i sintomi di COVID-19 assomigliano in gran parte a quelli delle fasi precedenti della pandemia, ma con alcuni cambiamenti dovuti all'evoluzione delle varianti del virus e all'immunità diffusa nella popolazione.

I sintomi più comuni sono ancora

- Sintomi respiratori come tosse, mal di gola e naso chiuso. Questi sintomi sono spesso lievi, soprattutto nelle persone che sono state vaccinate.

- La febbre rimane un sintomo comune, anche se in molti casi è più moderata rispetto alle prime COVID-19-varianti.

- Affaticamento e debolezza sono ancora tra i sintomi più comuni, anche se in alcuni pazienti possono durare più a lungo, soprattutto nei cosiddetti casi di "long-COVID".

- Mal di testa

- Dolori muscolari e articolari

- Perdita dell'olfatto o del gusto, più rara rispetto alle fasi iniziali, ma che può comunque verificarsi.

I sintomi gravi, come respiro affannoso, forti dolori al petto o necessità di cure ospedaliere, sono ora meno comuni, soprattutto nelle persone vaccinate o già guarite da un'infezione. Questi sintomi gravi si verificano soprattutto nelle persone non vaccinate, nelle persone immunocompromesse e in quelle con gravi patologie preesistenti.

In sintesi, si può dire che i sintomi più comuni sono ancora lievi e si concentrano nelle vie respiratorie. I casi gravi sono diventati più rari grazie all'immunità della popolazione.

3.2.3. Corsi diversi in persone vaccinate e non vaccinate

Nell'anno 2024, la COVID-19 continuano a mostrare chiare differenze nel decorso della malattia tra persone vaccinate e non vaccinate. La vaccinazione svolge un ruolo decisivo nel modo in cui l'organismo reagisce al virus e riduce significativamente il rischio di progressione della malattia.

Persone vaccinate

Le persone completamente vaccinate hanno una forte risposta immunitaria, che riduce significativamente il rischio di casi gravi. Anche se le persone vaccinate possono comunque infettarsi con il virus - in particolare attraverso nuove varianti come la sottovariante Omikron-sottovarianti, le infezioni sono di solito più lievi. I sintomi più comuni nelle persone vaccinate includono sintomi respiratori, tosse, stanchezza e febbre, che di solito si attenuano nel giro di pochi giorni. Grazie all'immunità acquisita con la vaccinazione, il rischio di essere ricoverati o di morire a causa di COVID-19 è significativamente più basso. Le persone vaccinate beneficiano anche di una guarigione più rapida e hanno un rischio minore di complicazioni come la COVID lunga.

Persone non vaccinate

Le persone non vaccinate, invece, hanno comunque un rischio più elevato di contrarre gravi COVID-19 ammalarsi gravemente. Senza l'immunità acquisita con la vaccinazione, il virus può avere un impatto più grave sull'organismo, che può portare a sintomi più gravi come mancanza di respiro, polmonite o persino sindrome da distress respiratorio acuto (ARDS).). Le persone non vaccinate hanno un rischio significativamente più alto di essere ricoverate in ospedale e sono più frequentemente colpite da complicazioni. In molti casi, vi sono anche periodi di recupero più lunghi e un rischio maggiore di sintomi persistenti, come la COVID lunga. Il tasso di mortalità tra le persone non vaccinate rimane più alto rispetto a quello delle persone vaccinate, soprattutto tra le persone anziane e quelle con condizioni preesistenti.

Sebbene le persone vaccinate siano generalmente più protette contro i casi gravi e presentino di solito sintomi più lievi, le persone non vaccinate sono comunque esposte a un rischio significativamente più elevato di malattie gravi. La vaccinazione offre una protezione significativa contro gravi conseguenze per la salute e contribuisce a rendere la COVID-19-malattia è più gestibile.

3.3 COVID lungo

3.3.1 Definizione e prevalenza della COVID lunga

COVID lungo si riferisce a sintomi che persistono per settimane o mesi dopo un'infezione acuta.

3.3.2 Frequenza delle conseguenze a lungo termine rispetto agli anni precedenti

COVID lunganota anche come sindrome post-COVIDdescrive sintomi persistenti che si protraggono per settimane o addirittura mesi dopo un'infezione COVID-19 acuta.-infezione acuta. Questi sintomi si manifestano spesso anche dopo che la fase acuta dell'infezione è stata superata e possono essere sia lievi che gravemente debilitanti. I sintomi più comuni includono

- Esaurimento (stanchezza): Molte persone che soffrono di COVID lunga riferiscono una stanchezza persistente che non si attenua nemmeno con un sonno sufficiente.

- Problemi di respirazione: spesso si verificano difficoltà a respirare, mancanza di fiato e sensazione di affanno, anche in assenza di segni di polmonite.

- Disturbi neurologici: Problemi di concentrazione (spesso definiti "nebbia cerebrale"), mal di testa, problemi di memoria e vertigini sono altri disturbi comuni. Alcune persone soffrono di una diminuzione dell'olfatto o del gusto, che non ritorna immediatamente dopo la fase acuta dell'infezione.

- Problemi cardiovascolari: Palpitazioni, dolore toracico e aritmie cardiache si manifestano anche in alcuni pazienti che assumono da tempo la COVID.

I meccanismi esatti che portano alla COVID lunga non sono ancora del tutto chiari. Si presume che il virus scateni reazioni infiammatorie che persistono nell'organismo anche dopo che l'infezione si è attenuata e colpiscono vari sistemi di organi. La COVID lunga colpisce persone di tutte le età, sia quelle con casi lievi sia quelle che si sono ammalate più gravemente durante l'infezione acuta.

È necessaria una ricerca a lungo termine per comprendere meglio le cause e i migliori approcci terapeutici per la COVID lunga ma la prevenzione attraverso la vaccinazione e il trattamento precoce delle infezioni acute rimane la protezione più efficace contro le conseguenze croniche di questa malattia.

3.3.3. Gestione della COVID a lungo termineDiagnosi, trattamento e assistenza a lungo termine

Esistono oggi programmi specializzati e approcci migliori per la diagnosi, il trattamento e l'assistenza a lungo termine delle persone affette da COVID a lungo termine. di lunga durata. Queste misure mirano a trattare efficacemente i sintomi persistenti e a consentire alle persone colpite di godere di una migliore qualità di vita.

La diagnosi di COVID lunga è ancora una sfida a causa della varietà e della diversità dei sintomi che possono comparire settimane o mesi dopo l'infezione acuta. I pazienti riferiscono spesso sintomi come affaticamento estremo, problemi respiratori, disturbi neurologici (ad esempio, problemi di concentrazione e memoria) e problemi cardiovascolari. Poiché questi sintomi sono molto aspecifici, non esiste un singolo test che identifichi chiaramente la COVID lunga. La diagnosi si basa invece su un'anamnesi completa, in cui i medici registrano dettagliatamente la storia clinica e i sintomi del paziente dopo l'infezione COVID-19 acuta.-Infezione acuta. Per ulteriori chiarimenti possono essere utilizzati esami del sangue, test di funzionalità polmonare, risonanze magnetiche e altre tecniche di imaging.

Il trattamento della COVID lunga è multidisciplinare, poiché i sintomi possono interessare molti sistemi di organi. I seguenti approcci sono ormai consolidati:

- Terapia sintomatica: i medici spesso utilizzano una combinazione di trattamenti per alleviare sintomi specifici. Nei casi di esaurimento e stanchezza cronica, la riabilitazione fisica mirata e la gestione controllata delle attività possono aiutare a prevenire le ricadute. I problemi di respirazione vengono trattati con terapie respiratorie e, nei casi più gravi, con farmaci.

- Terapia farmacologica: a seconda dei sintomi prevalenti, possono essere prescritti farmaci antinfiammatori, antidepressivi o farmaci per problemi cardiovascolari. Sono in corso studi sull'efficacia di farmaci specifici per sviluppare terapie mirate.

- Riabilitazione: la riabilitazione fisica e cognitiva è una parte essenziale del trattamento Long COVID. Programmi speciali si concentrano sul ripristino delle prestazioni fisiche e sul miglioramento delle funzioni cognitive compromesse dalla nebbia cerebrale."sono compromesse.

Molte cliniche e strutture sanitarie hanno creato centri COVID lunghi specializzati che si concentrano sulla cura completa dei pazienti. Questi centri lavorano spesso su base interdisciplinare e integrano medici di diverse discipline, come pneumologia, neurologia, cardiologia e fisioterapia. In questi centri i pazienti ricevono un'assistenza a lungo termine finalizzata al graduale miglioramento dei sintomi.

Per i pazienti che continuano a soffrire di COVID lungo è importante sottoporsi a controlli regolari e a un'assistenza di follow-up a lungo termine. Ciò comporta spesso l'adeguamento dei piani di trattamento e il monitoraggio dei progressi in termini di funzioni fisiche e cognitive.

Anche il supporto psicologico svolge un ruolo fondamentale, poiché molti pazienti lottano con l'impatto psicologico dei sintomi cronici.

4. Vaccinazioni e immunità oggi

4.1. Ulteriore sviluppo dei vaccini

4.1.1. Panoramica dei diversi vaccini COVID-19-(mRNA, vaccini vettoriali, vaccini inattivati)., vaccini inattivati

Dall'inizio della pandemia di COVID-19-sono state sviluppate diverse tecnologie vaccinali per combattere la diffusione del virus. I tre principali tipi di vaccini contro la COVID-19 - vaccini a mRNA, vaccini vettoriali e vaccini inattivati - hanno dimostrato di essere strumenti efficaci nella lotta contro il virus, con ciascuna tecnologia che ha i suoi punti di forza e le sue applicazioni.

Vaccini a mRNA

I vaccini a mRNA, come quelli sviluppati da Pfizer-BioNTech e Moderna, sono tra i vaccini più innovativi e si sono dimostrati particolarmente efficaci durante la pandemia. Questi vaccini utilizzano l'RNA messaggero (mRNA) per istruire le cellule dell'organismo a riconoscere la proteina spike della proteina spike del SARS-CoV-2del virus SARS-CoV-2. Il sistema immunitario riconosce questa proteina come estranea e produce anticorpi. Questi vaccini offrono un livello di protezione molto elevato contro le forme gravi di COVID-19 e sono efficaci anche contro diverse varianti del virus. I vaccini a mRNA sono caratterizzati da tempi di sviluppo rapidi e da un'elevata efficacia, ma richiedono una conservazione speciale a temperature molto basse, il che rende difficile la distribuzione in alcune regioni.

Vaccini vettoriali

I vaccini vettorialicome il vaccino sviluppato da Astra-Zeneca e Johnson & Johnson, utilizzano un virus innocuo (di solito un adenovirus) per trasportare il materiale genetico del virus SARS-CoV-2 nell'organismo.-nell'organismo. Questo materiale genetico codifica anche per la proteina spikeche scatena una risposta immunitaria. I vaccini vettoriali sono più facili da conservare rispetto ai vaccini a mRNA e possono essere mantenuti a temperature di frigorifero, il che li rende interessanti per le regioni con infrastrutture di refrigerazione limitate. Sebbene i vaccini vettoriali abbiano tassi di efficacia leggermente inferiori rispetto ai vaccini a mRNA, sono comunque efficaci nel proteggere dalla progressione della malattia e dalla morte.

Vaccini inattivati

Vaccini inattivatinoti anche come vaccini inattivati, contengono versioni uccise del SARS-CoV-2-virus. Un esempio è il vaccino sviluppato da Sinovac. Questa tecnologia è vecchia e ben consolidata, come nel caso di molti altri vaccini utilizzati contro malattie come la poliomielite o l'epatite B. I vaccini inattivati sono più stabili e non richiedono particolari condizioni di conservazione, il che li rende particolarmente utili per i Paesi con infrastrutture limitate. Tuttavia, i vaccini inattivati hanno di solito una risposta immunitaria leggermente inferiore rispetto ai vaccini a mRNA e ai vaccini vettoriali e possono richiedere ulteriori immunizzazioni di richiamo.

Tutti e tre i tipi di vaccino svolgono un ruolo importante nella lotta globale contro la COVID-19 e offrono benefici diversi, adatti alle esigenze e alle sfide di regioni e popolazioni diverse.

4.1.2. Nuove generazioni di vaccini e loro efficacia contro le nuove varianti virali

Esistono oggi vaccini COVID-19-specificamente sviluppati per essere efficaci contro le più recenti varianti del virus, comprese le sottovarianti di Omikron.-sono efficaci. Questi vaccini rappresentano una nuova generazione di vaccini che rispondono alle mutazioni del virus per mantenere un alto livello di protezione per la popolazione. Sebbene i vaccini originali sviluppati contro il tipo selvaggio del virus fornissero una protezione anche contro le varianti successive, la loro efficacia si è ridotta con l'emergere del virus.ma la loro efficacia si è ridotta con la comparsa di versioni altamente mutate come l'Omikron.

I vaccini adattati che sono ora disponibili mirano alle mutazioni specifiche delle attuali varianti. Queste includono, ad esempio, le cosiddette varianti "FLiRT"che comprendono le linee virali più recenti. Queste mutazioni riguardano la proteina spike del virus, responsabile dell'attacco alle cellule umane. Adattando i vaccini a queste proteine spike alterate, i vaccini possono comunque scatenare una forte risposta immunitaria. I vaccini a mRNA precedenti, come quelli di Pfizer-BioNTech e Moderna, sono particolarmente flessibili e possono rispondere rapidamente a nuove varianti del virus attraverso piccoli aggiustamenti. Questa nuova generazione di vaccini a mRNA ha dimostrato la sua efficacia contro le sottovarianti dell'Omikron-come XBB e BA.5 negli studi clinici.

La nuova generazione di vaccini offre non solo una migliore protezione contro le forme gravi della malattia, ma anche una certa riduzione delle infezioni sintomatiche. Sebbene la protezione contro l'infezione non sia assoluta, soprattutto nel caso di varianti altamente contagiose come Omikron - i vaccini riducono significativamente la gravità della malattia e il rischio di ospedalizzazione. Soprattutto per i gruppi di popolazione vulnerabili, come gli anziani e le persone con condizioni preesistenti, i nuovi vaccini offrono una protezione significativa contro le forme gravi della malattia.

Oltre ai vaccini a mRNA vaccini vettoriali e inattivati sono anch'essi continuano a essere utilizzati e alcuni di essi sono stati adattati alle nuove varianti. adattati alle nuove varianti. Nelle regioni con risorse limitate, i vaccini inattivati continuano a svolgere un ruolo importante, poiché possono essere conservati in condizioni più semplici. Anche questi vaccini sono stati aggiornati per affrontare le attuali sfide delle mutazioni virali.

Sono in corso ricerche anche su altre tecnologie vaccinali, come i vaccini nasali, che vengono applicati direttamente alle vie respiratorie superiori e mirano a innescare una rapida risposta immunitaria localizzata. Questi nuovi approcci potrebbero consentire in futuro una lotta ancora più mirata contro il virus, riducendo ulteriormente il tasso di infezione.

Nel complesso, i nuovi vaccini COVID-19-hanno dimostrato di continuare a fornire un alto livello di protezione contro le malattie gravi, anche se il virus muta. Grazie a regolari vaccinazioni di richiamo, appositamente adattate alle varianti prevalenti, la protezione della popolazione rimane ad un livello elevato. varianti, la protezione della popolazione rimane ad un livello elevato.

4.1.3. Differenze tra i vaccini: effetto protettivo, durata dell'immunità, richiami

Nel 2024, esistono diversi tipi di COVID-19-che hanno diversi meccanismi d'azione, effetti protettivi e durata dell'immunità. I principali vaccini comprendono i vaccini a mRNA, i vaccini vettoriali e i vaccini inattivati. e vaccini inattivatitutti svolgono un ruolo importante nella lotta contro la pandemia. Tuttavia, esistono differenze nella loro efficacia, nella durata della protezione immunitaria e nella necessità di vaccinazioni di richiamo.

I vaccini a base di mRNA (come quelli di Pfizer-BioNTech e Moderna) si sono dimostrati particolarmente efficaci, soprattutto per quanto riguarda la protezione contro le forme gravi e i decessi. Utilizzano una nuova tecnologia che sfrutta l'RNA messaggero (mRNA) per istruire le cellule a produrre la proteina spike del virus. del virus. Questo scatena una forte risposta immunitaria. Gli studi hanno dimostrato che i vaccini a base di mRNA forniscono un elevato livello di protezione, soprattutto nei primi mesi dopo la vaccinazione. Tuttavia, l'efficacia contro le infezioni sintomatiche diminuisce dopo alcuni mesi, soprattutto quando circolano nuove varianti del virus. del virus. Per mantenere la protezione immunitaria si raccomandano quindi vaccinazioni di richiamo regolari. Questi richiami sono particolarmente importanti per mantenere l'efficacia contro le nuove varianti del virus e sono solitamente richiesti dopo circa sei mesi.

Vaccini vettoriali (come quelli di AstraZeneca e Johnson & Johnson) funzionano con un virus innocuo che introduce il materiale genetico del SARS-CoV-2 nell'organismo per attivare il sistema immunitario.-nell'organismo per attivare il sistema immunitario. Questi vaccini offrono una buona protezione contro i casi gravi, ma tendono a essere leggermente meno efficaci contro le infezioni lievi e asintomatiche rispetto ai vaccini a mRNA.. La durata dell'immunità è simile a quella dei vaccini a mRNA, quindi sono necessarie immunizzazioni di richiamo dopo alcuni mesi per garantire una protezione ottimale. La risposta immunitaria è robusta, ma sono necessari dei richiami, soprattutto per le nuove varianti del virus.

I vaccini inattivati (come Sinovac e Sinopharm) contengono versioni inattivate del virus e sono una tecnologia più vecchia e consolidata. Questi vaccini hanno un effetto protettivo inferiore rispetto ai vaccini a mRNA e ai vaccini vettoriali, soprattutto contro le infezioni sintomatiche. Tuttavia, offrono una buona protezione contro i decorsi gravi e sono spesso utilizzati nei Paesi con sistemi sanitari meno sviluppati, poiché sono più facili da conservare e trasportare. A causa della loro minore efficacia, i vaccini inattivati richiedono immunizzazioni di richiamo più frequenti, spesso ogni sei mesi o più, per mantenere l'immunità, soprattutto nelle regioni con un'alta prevalenza del virus.

4.2. Tasso di immunizzazione e immunità della popolazione

4.2.1. Tassi di vaccinazione attuali nel mondo e loro influenza sulla diffusione del virus

I tassi di vaccinazione COVID-19I tassi di vaccinazione globali nel 2024 mostrano differenze significative tra i Paesi ad alto e basso reddito, che influenzano la diffusione del virus e la gravità della progressione della malattia. Nei Paesi altamente sviluppati, oltre il 79% della popolazione ha ricevuto almeno una dose di vaccino. Questo alto tasso di immunizzazione contribuisce a rallentare la diffusione del virus e a ridurre la gravità della malattia. Le regolari vaccinazioni di richiamo riducono l'onere per i sistemi sanitari di questi Paesi e la COVID-19 è ampiamente gestibile.

Nei Paesi in via di sviluppo, invece, il tasso di immunizzazione rimane significativamente più basso. Nei Paesi a basso reddito, solo il 32% circa della popolazione ha ricevuto almeno una vaccinazione. Questo basso tasso di vaccinazione significa che la COVID-19 continua a rappresentare una minaccia maggiore in queste regioni. L'insufficiente disponibilità di vaccini, unita alla debolezza dei sistemi sanitari, rende difficile per questi Paesi contenere efficacemente il virus, portando a tassi di infezione e mortalità più elevati. L'Africa, in particolare, ha uno dei tassi di vaccinazione più bassi al mondo, pari a circa il 4%.

Il minor tasso di vaccinazione in molti Paesi in via di sviluppo comporta anche una maggiore vulnerabilità alle nuove varianti del virus e un rallentamento dei progressi nella lotta alla pandemia. Per ridurre queste disparità, si sottolinea a livello globale che accelerare le campagne di vaccinazione nei Paesi più poveri è fondamentale per contenere la diffusione del virus e consentire una ripresa più equa dalla pandemia.

4.2.2. Discussione sull'immunità naturalev s. immunità da vaccino

La discussione sull'immunità naturale rispetto all'immunità acquisita attraverso la vaccinazione è diventata molto importante durante la COVID-19-pandemia è diventata molto importante. Entrambe le forme di immunità offrono protezione contro la reinfezione, ma differiscono per modalità d'azione, durata ed efficacia contro le diverse varianti virali.

L'immunità naturale si sviluppa dopo un'infezione COVID-19-quando il sistema immunitario dell'organismo riconosce e reagisce al virus. Questo tipo di immunità fornisce una protezione contro le reinfezioni, in particolare contro le varianti che si sono verificate durante l'infezione iniziale.che si sono verificate durante l'infezione iniziale. Gli studi hanno dimostrato che le persone guarite dalla COVID-19 hanno una buona protezione contro la reinfezione, soprattutto nei primi mesi dopo la guarigione. Tuttavia, la forza e la durata dell'immunità naturale variano notevolmente a seconda della gravità dell'infezione iniziale e dei fattori individuali. L'immunità naturale può essere meno efficace con le nuove varianti del virus, poiché il sistema immunitario reagisce in modo specifico al virus a cui è stato originariamente esposto.

L'immunità vaccinale, che si costruisce attraverso le vaccinazioni COVID-19-vaccinazioni, offre una protezione più mirata e specifica per la proteina spike del virus. del virus. I vaccini, in particolare quelli a base di mRNA, sono progettati per generare una forte risposta immunitaria, prevenendo al contempo i decessi gravi. Un grande vantaggio dei vaccini è la loro flessibilità: possono essere adattati a nuove varianti del virus per continuare a fornire una protezione efficace. Gli studi hanno dimostrato che le persone vaccinate, anche se si infettano, hanno in genere sintomi più lievi e un rischio minore di decorso grave rispetto alle persone non vaccinate o esclusivamente guarite.

La combinazione di immunità naturale e immunità da vaccino, spesso definita immunità ibrida, fornisce la protezione più forte. Le persone che sono state vaccinate e che hanno avuto un'infezione precedente hanno una risposta immunitaria più ampia e robusta che protegge meglio dalle diverse varianti. varianti. Questa forma di immunità riduce significativamente il rischio di reinfezione e di progressione della malattia.

Nel complesso, l'immunità da vaccino offre una protezione controllabile e costante, che è particolarmente superiore per le nuove varianti ed è superiore in termini di protezione contro i corsi gravi. L'immunità naturale è efficace, ma meno prevedibile e specifica per le varianti virali precedenti.

4.2.3. Importanza delle vaccinazioni di richiamo

Ancora oggi, le vaccinazioni di richiamo rimangono una componente centrale della lotta contro la COVID-19controllo, soprattutto per gli anziani e i gruppi a rischio. Con il passare del tempo dopo l'ultima vaccinazione o infezione, l'immunità al virus diminuisce, aumentando il rischio di reinfezione o di progressione della malattia. Le vaccinazioni di richiamo svolgono quindi un ruolo importante nel mantenere e migliorare questa protezione.

Le vaccinazioni di richiamo, appositamente adattate alle più recenti varianti del virus, offrono una protezione estesa. Mentre l'immunizzazione di base protegge principalmente dai casi gravi e dall'ospedalizzazione, i richiami mirano a estendere questa protezione e ad aumentare l'efficacia contro le nuove varianti mutate. varianti. Gli studi hanno dimostrato che l'immunità acquisita con l'immunizzazione di base può diminuire significativamente dopo circa sei mesi, in particolare nelle persone anziane e in quelle immunocompromesse.

L'immunizzazione di richiamo è particolarmente importante per i gruppi vulnerabili come gli anziani e le persone con patologie preesistenti, poiché il loro sistema immunitario spesso reagisce più debolmente alle infezioni. I richiami non solo aumentano il numero di anticorpi nell'organismo, ma promuovono anche l'attivazione delle cellule T, che forniscono una risposta immunitaria a lungo termine.

Inoltre, le vaccinazioni di richiamo aiutano a ridurre la diffusione del virus nella popolazione, abbassando la carica virale negli individui infetti e riducendo così la probabilità di trasmissione. Nel complesso, le vaccinazioni di richiamo contribuiscono a rafforzare l'immunità generale nella popolazione, a prevenire la progressione della malattia e a ridurre l'onere per i sistemi sanitari.

4.3. Gruppi target per le vaccinazioni oggi

4.3.1. Chi deve continuare a vaccinarsi regolarmente?

Ancora oggi, alcuni gruppi a rischio dovrebbero ricevere regolarmente vaccinazioni di richiamo contro la COVID-19 per proteggersi da forme gravi della malattia. Questi gruppi includono

1. Anziani: Con l'avanzare dell'età, la capacità del sistema immunitario di rispondere alle infezioni diminuisce. Le persone anziane presentano quindi un rischio maggiore di gravi COVID-19-corsi. Le vaccinazioni di richiamo sono fondamentali per mantenere la loro immunità e proteggerli da ricoveri e complicazioni.

2. Persone immunocompromesse: Le persone con un sistema immunitario indebolito, ad esempio a causa di malattie come il cancro o l'HIV o a causa dell'assunzione di farmaci immunosoppressori (ad esempio dopo un trapianto d'organo), sono più suscettibili a gravi COVID-19-corsi. Poiché il loro sistema immunitario spesso non fornisce una risposta adeguata all'immunizzazione di base, sono particolarmente importanti vaccinazioni di richiamo regolari.

3. Persone con condizioni preesistenti: Anche le persone con malattie croniche come il diabete, le

malattie cardiovascolari o le malattie respiratorie croniche hanno un rischio maggiore di casi gravi. Anche per loro è consigliabile un richiamo della vaccinazione per migliorare la protezione contro il virus e ridurre il rischio di complicazioni.

Oltre a questi gruppi, un richiamo regolare è ancora raccomandato per le persone che lavorano in professioni sanitarie o in ambienti con un rischio maggiore di esposizione, al fine di prevenire la diffusione del virus e proteggere le persone particolarmente vulnerabili.

Con vaccinazioni di richiamo regolari, questi gruppi a rischio possono mantenere la loro protezione contro la COVID-19comprese le nuove varianti del virus, a lungo termine e ridurre al minimo la probabilità di casi gravi.

4.3.2. Raccomandazioni dell'OMSe delle autorità sanitarie nazionali

Le autorità sanitarie internazionali come l'Organizzazione Mondiale della Sanità (OMS)) e le autorità sanitarie nazionali come l'Istituto Robert Koch (RKI) in Germania continuano a raccomandare la vaccinazione COVID-19soprattutto per i gruppi a rischio. Queste raccomandazioni si basano sulla continua valutazione delle nuove scoperte scientifiche sul COVID-19 e sulle varianti virali emergenti.

L'OMS sottolinea che le vaccinazioni di richiamo sono essenziali per i gruppi particolarmente vulnerabili, come gli anziani, le persone immunocompromesse e quelle con patologie preesistenti, al fine di mantenere la protezione contro i casi gravi. L'OMS raccomanda inoltre che i Paesi aggiornino regolarmente le loro strategie di vaccinazione per combattere le nuove varianti del virus del virus e di dare priorità alla vaccinazione delle persone ad alto rischio.

Le autorità sanitarie nazionali, come l'RKI in Germania, sostengono queste raccomandazioni e adattano regolarmente le loro linee guida. Per il 2024, raccomandano specificamente vaccinazioni di richiamo per le persone di età pari o superiore a 60 anni, per le persone immunocompromesse e per i residenti in strutture di assistenza. Sottolineano inoltre l'importanza della vaccinazione per il personale sanitario e per le persone a maggior rischio professionale, al fine di minimizzare la diffusione del virus e ridurre l'onere per il sistema sanitario.

In sintesi, le attuali raccomandazioni di vaccinazione continuano a concentrarsi fortemente sui gruppi vulnerabili e vengono costantemente ottimizzate sulla base di nuove scoperte scientifiche per garantire un elevato livello di protezione contro la COVID-19 per garantire un elevato livello di protezione.

5. Progressi terapeutici e cure mediche

5.1. Nuove opzioni di trattamento

5.1.1. Panoramica delle attuali opzioni terapeutiche (farmaci antivirali, anticorpi monoclonali)

Oggi sono disponibili più opzioni terapeutiche per il trattamento della COVID-19 sono disponibili, soprattutto per i pazienti ad alto rischio e per i casi gravi. I principali approcci includono farmaci antivirali e anticorpi monoclonali, che mirano a inibire il virus e a mitigare il decorso della malattia.

Farmaci antivirali

Le terapie antivirali di maggior successo comprendono farmaci come il Paxlovid (una combinazione di nirmatrelvir e ritonavir), che inibisce specificamente la replicazione del SARS-CoV-2-nell'organismo. Viene somministrato soprattutto nei primi giorni dopo la comparsa dei sintomi e può ridurre significativamente il rischio di un decorso grave della malattia, soprattutto nelle persone a rischio. Anche altri agenti antivirali, come il Remdesivir, si sono dimostrati efficaci, soprattutto nei pazienti ospedalizzati, abbreviando il decorso della malattia e riducendo la necessità di cure mediche intensive.

Anticorpi monoclonali

Anticorpi monoclonalicome il sotrovimab e il bebtelovimab, sono anticorpi prodotti sinteticamente che neutralizzano specificamente la proteina spike del virus e bloccano così la sua capacità di attaccarsi alle cellule umane. del virus e quindi bloccano la sua capacità di attaccarsi alle cellule umane. Sono particolarmente utili nei pazienti con sistema immunitario indebolito che non mostrano una forte risposta immunitaria alle vaccinazioni. Tuttavia, l'efficacia di alcuni anticorpi contro alcune nuove varianti del virus è diminuita, quindi la scelta della terapia più appropriata dipende dalla variante predominante.

Oltre a questi due gruppi principali, sono in fase di sviluppo altri farmaci che mirano a modulare il sistema immunitario o a ridurre le reazioni infiammatorie che possono portare a complicazioni nei casi più gravi.

Nel complesso, gli agenti antivirali e gli anticorpi monoclonali hanno svolto un ruolo importante nel trattamento della COVID-19 e contribuiscono in modo significativo alla prevenzione di decorsi gravi, soprattutto nei pazienti ad alto rischio.

5.1.2. Sviluppo di farmaci contro i corsi gravi e le COVID lunghe

Lo sviluppo di farmaci contro le forme gravi e lunghe di COVID ha fatto notevoli progressi negli ultimi anni. Questi approcci terapeutici mirano a prevenire le complicanze gravi delle infezioni acute da COVID-19acute e di trattare le conseguenze a lungo termine, come la COVID lunga.

Farmaci contro i corsi gravi

Farmaci antivirali come paxlovid e remdesivir giocano un ruolo centrale nel trattamento delle forme gravi di COVID-19-corsi. Questi farmaci inibiscono la replicazione virale se vengono somministrati precocemente dopo la comparsa dei sintomi. Gli studi hanno dimostrato che paxlovid può ridurre fino all'89% il rischio di ospedalizzazione o di progressione grave nei pazienti ad alto rischio. Il remdesivir è utilizzato principalmente nei pazienti già ricoverati e ha dimostrato di ridurre i tempi di recupero, soprattutto se somministrato nelle prime fasi della malattia.

Oltre ai farmaci antivirali, vengono utilizzati anche immunosoppressori e antinfiammatori, come il desametasone, per controllare le reazioni infiammatorie eccessive che spesso si verificano nella COVID-19 grave. vengono utilizzati anche per controllare le reazioni infiammatorie eccessive che spesso si verificano in caso di gravi COVID-19-corsi che spesso si verificano. Questi farmaci riducono la reazione eccessiva del sistema immunitario innescata dal virus, che può portare a gravi complicazioni come l'insufficienza respiratoria. La somministrazione di desametasone si è dimostrata particolarmente efficace nei pazienti gravemente malati che dipendono dall'ossigenoterapia.

Farmaci contro la COVID lunga

Il trattamento della COVID lungauna malattia in cui i sintomi persistono per settimane o mesi dopo l'infezione acuta, rappresenta una sfida particolare. I sintomi della COVID lunga comprendono stanchezza persistente (affaticamento), difficoltà respiratorie, problemi neurologici e disturbi cardiovascolari. Ad oggi non esiste una terapia standardizzata, ma sono in fase di sviluppo diversi approcci terapeutici.

1. Trattamento multidisciplinare: le cliniche offrono sempre più spesso programmi specializzati che si concentrano sulla riabilitazione dei pazienti affetti da CCOVID da lungo tempo. Questi programmi combinano la riabilitazione fisica, psicologica e cognitiva per alleviare i sintomi fisici e mentali.

2. Terapie antinfiammatorie: Poiché la COVID lunga è in parte dovuta a reazioni infiammatorie persistenti nell'organismo, si stanno studiando farmaci antinfiammatori come i corticosteroidi

per alleviare i sintomi. sono in fase di ricerca per alleviare i sintomi. Alcuni studi hanno dimostrato che questi farmaci possono migliorare i sintomi a lungo termine in alcuni pazienti.

3. Terapie antivirali e immunomodulanti: Sono in corso ricerche su farmaci che potrebbero sopprimere il virus a lungo termine o ricalibrare il sistema immunitario. Ivermectina e fluvoxamina sono state esaminate nei primi studi come potenziali opzioni di trattamento per la COVID lunga ma sono necessarie ulteriori ricerche per confermarne l'efficacia.

4. Terapie a sostegno del microcircolo: poiché la COVID lunga può colpire anche il sistema cardiovascolare, i ricercatori stanno studiando l'uso di farmaci in grado di migliorare la microcircolazione e l'ossigenazione dei tessuti. Ciò potrebbe giovare in particolare ai pazienti che soffrono di mancanza di respiro e affaticamento persistenti.

Prospettiva

Nonostante i significativi progressi nello sviluppo di farmaci per il trattamento della COVID-19 grave e della COVID lunga, rimangono molte domande senza risposta. La ricerca in questo campo continua a concentrarsi sullo sviluppo di terapie specifiche in grado di trattare in modo più efficace le conseguenze acute e a lungo termine della malattia. Un obiettivo fondamentale è quello di prevenire la progressione grave, in particolare frenando l'eccessiva risposta immunitaria nota come "tempesta di citochine". Questa condizione, che si verifica in molti pazienti gravemente malati, porta a una reazione eccessiva del sistema immunitario e può causare danni significativi al tessuto polmonare e ad altri organi. In questo contesto, sono stati sviluppati farmaci come gli inibitori dell'IL-6 per attenuare in modo specifico le reazioni infiammatorie. Questi farmaci hanno dimostrato negli studi clinici di poter prevenire corsi gravi rallentando il processo infiammatorio.

Inoltre, le terapie antivirali sono diventate una parte essenziale del trattamento della COVID-19. Farmaci come il remdesivir e agenti più recenti come il molnupiravir o il paxlovid hanno il potenziale per inibire la replicazione virale e quindi rallentare la progressione della malattia. Questi farmaci funzionano meglio se vengono somministrati nelle prime fasi della malattia e possono quindi prevenire una progressione grave, in particolare nei gruppi a rischio. Tuttavia, il continuo adattamento di queste terapie antivirali alle nuove varianti virali che emergono costantemente e che possono cambiare la loro sensibilità a questi farmaci a causa di mutazioni, rappresenta una sfida particolare.

Un altro importante campo di ricerca riguarda gli anticorpi monoclonali, che si sono dimostrati una terapia efficace per prevenire le forme gravi della malattia nei pazienti ad alto rischio. Questi anticorpi si legano alla proteina spike del virus e ne impediscono l'infezione delle cellule. Tuttavia, l'efficacia di queste terapie è limitata dalla continua evoluzione del virus, in quanto nuove varianti sviluppano la capacità di eludere la difesa immunitaria mediata da questi anticorpi. Gli scienziati stanno quindi lavorando allo sviluppo di anticorpi che abbiano un'ampia efficacia contro diverse varianti del virus.

È in corso anche un'intensa attività di ricerca sul trattamento della COVID lunga, che può comportare una serie di sintomi per mesi o addirittura anni dopo l'infezione acuta. I sintomi vanno dalla stanchezza cronica e dal deterioramento cognitivo a problemi respiratori e disturbi neurologici. Poiché la COVID lunga colpisce diversi sistemi di organi, il trattamento richiede spesso un approccio multidisciplinare, con il supporto dei pazienti, ad esempio, di fisioterapia e pneumologia. Un campo di ricerca emergente sta studiando l'ipotesi che l'infiammazione persistente o addirittura i microcoaguli nel sangue possano svolgere un ruolo nello sviluppo della COVID lunga. In questo contesto, si stanno testando farmaci che influenzano la coagulazione del sangue o che hanno un effetto antinfiammatorio.

Esistono anche approcci che esplorano le basi immunologiche della COVID lunga, poiché si presume che la disregolazione del sistema immunitario possa svolgere un ruolo centrale. In questo contesto, le immunoglobuline o altri farmaci che modulano il sistema immunitario potrebbero rappresentare un'importante opzione terapeutica. Un altro approccio riguarda la possibilità di una presenza virale persistente e subclinica, sospettata in alcuni pazienti con COVID di lunga durata. Ciò ha stimolato la ricerca per testare le terapie antivirali nei pazienti con COVID lunga per vedere se la continua replicazione virale è alla base dei sintomi persistenti.

Le collaborazioni internazionali e gli studi clinici su larga scala svolgono un ruolo cruciale nell'ulteriore sviluppo di queste terapie. Iniziative come gli studi Solidarity dell'OMS e lo studio britannico RECOVERY hanno già contribuito a identificare rapidamente strategie terapeutiche efficaci e a tradurle in pratica. Queste collaborazioni consentono ai ricercatori di analizzare grandi serie di dati e di ottenere più rapidamente risultati affidabili. Anche la ricerca sugli approcci terapeutici personalizzati è di grande interesse. In questo caso, le analisi genetiche dei pazienti vengono utilizzate per comprendere meglio il motivo per cui alcune persone sviluppano decorsi più gravi o sintomi a lungo termine, al fine di sviluppare opzioni di trattamento più mirate.

In sintesi, nonostante i progressi compiuti finora nel trattamento della COVID-19 e della COVID lunga, molte domande rimangono senza risposta. La ricerca si sta orientando verso terapie più mirate ed efficaci, con farmaci antivirali, immunomodulatori e approcci riabilitativi multidisciplinari al centro dell'attenzione. Le collaborazioni internazionali e le sperimentazioni cliniche continueranno a essere fondamentali per trovare soluzioni a lungo termine e trattare in modo più efficace gli effetti acuti e cronici della COVID-19.

5.1.3. Importanza della diagnosi precoce e del trattamento mirato

La diagnosi precoce e il trattamento mirato svolgono un ruolo fondamentale nella prevenzione di casi gravi di COVID-19soprattutto nei pazienti ad alto rischio come gli anziani, le persone con patologie preesistenti e gli individui immunocompromessi. Una diagnosi rapida e l'uso immediato di misure terapeutiche adeguate possono rallentare o addirittura prevenire la progressione della malattia e quindi salvare vite umane.

Rilevamento precoce

La diagnosi precoce della COVID-19 consente di avviare immediatamente le misure terapeutiche prima che il virus si moltiplichi fortemente nell'organismo o scateni gravi reazioni infiammatorie. Ciò è particolarmente importante per i pazienti ad alto rischio, nei quali il virus può evolvere più rapidamente in una malattia grave. In questi casi, la somministrazione precoce di farmaci antivirali come paxlovid o Remdesivir può ridurre significativamente il rischio di ospedalizzazione e di morte. Le strategie di analisi precoce, tra cui l'autotest e il test PCR, sono quindi importanti per individuare le infezioni in una fase iniziale.

Trattamento mirato

Non appena un'infezione COVID-19-è riconosciuta in fase precoce, è possibile applicare rapidamente terapie specifiche. Per i pazienti a rischio, i farmaci antivirali e gli agenti antinfiammatori offrono le migliori possibilità di influenzare positivamente il decorso della malattia. Ad esempio, la somministrazione immediata di anticorpi monoclonali o di farmaci antivirali, soprattutto nei primi giorni dopo l'insorgenza dei sintomi, può contribuire a ridurre significativamente la gravità della malattia e a prevenirne l'esacerbazione. Queste misure mirate sono particolarmente importanti per i pazienti con un sistema immunitario debole, poiché il loro organismo spesso non è in grado di sviluppare una forte risposta immunitaria.

In sintesi, la diagnosi precoce e il trattamento mirato sono di fondamentale importanza per ridurre il rischio di progressione grave, soprattutto nei soggetti vulnerabili. La diagnosi tempestiva consente l'uso di farmaci efficaci che possono prevenire la progressione della malattia e ridurre l'onere per i sistemi sanitari.

5.2. Capacità degli ospedali e offerta di assistenza sanitaria

5.2.1. Quanto sono preparati oggi i sistemi sanitari ad affrontare le pandemie? preparati?

L'esperienza globale della pandemia COVID-19 ha avuto un impatto significativo sui sistemi sanitari e molti Paesi hanno adattato le loro strutture e strategie per rispondere meglio a future pandemie o epidemie. Tuttavia, esistono differenze significative nella preparazione e nell'adattamento dei sistemi sanitari, a seconda di fattori quali le risorse disponibili, la leadership politica, la popolazione e le circostanze economiche. La seguente analisi evidenzia lo stato attuale della preparazione dei sistemi sanitari, nonché le sfide e i progressi compiuti.

Infrastrutture e capacità

Molti Paesi hanno effettuato investimenti significativi nelle loro infrastrutture sanitarie durante la pandemia, al fine di essere meglio attrezzati per affrontare crisi future. Ciò include l'espansione delle unità di terapia intensiva, lo sviluppo di capacità di analisi e la creazione di scorte di attrezzature protettive e medicinali. Ad esempio, alcuni Paesi hanno creato riserve di ventilatori e altre attrezzature mediche vitali per essere preparati a un aumento delle malattie gravi.

Tuttavia, esistono ancora grandi differenze nella disponibilità e nella qualità delle infrastrutture sanitarie tra i

Paesi ad alto reddito e quelli a basso reddito. Mentre molti Paesi industrializzati hanno compiuto notevoli progressi, i Paesi con risorse limitate continuano a dover affrontare grandi sfide, soprattutto per quanto riguarda l'assistenza sanitaria nelle aree rurali e remote.

Digitalizzazione e telemedicina

Un elemento chiave per migliorare la preparazione alle pandemie è l'aumento dell'uso delle tecnologie digitali nell'assistenza sanitaria. Molti Paesi hanno ampliato in modo significativo le proprie capacità digitali durante la pandemia, tra cui l'introduzione di servizi di telemedicina che consentono ai pazienti di ricevere cure mediche anche in periodi di isolamento o restrizioni sociali. Questi progressi stanno contribuendo a rendere i sistemi sanitari più flessibili e potrebbero essere utili anche in caso di pandemie future.

Inoltre, in alcuni Paesi sono stati migliorati i sistemi digitali per la sorveglianza delle malattie infettive e la tracciabilità dei contatti, consentendo l'identificazione precoce e il contenimento dei focolai. Tuttavia, questi sistemi non sono ugualmente sviluppati ovunque e l'adozione di tali tecnologie varia notevolmente, il che può influire sulla loro efficacia.

Sviluppo e distribuzione di vaccini

Lo sviluppo e la rapida distribuzione del vaccino COVID-19 è stato uno dei maggiori risultati ottenuti durante la pandemia. Molti sistemi sanitari sono ora meglio preparati, avendo imparato dall'esperienza dell'approvvigionamento e della distribuzione dei vaccini. I Paesi con sistemi sanitari pubblici forti hanno sviluppato piani completi per distribuire rapidamente i vaccini e creare scorte di vaccini critici.

Allo stesso tempo, la distribuzione globale dei vaccini rimane un problema, soprattutto nei Paesi più poveri dove l'accesso ai vaccini è limitato. L'ineguale distribuzione delle risorse, compresi i vaccini, dimostra che, nonostante i progressi nello sviluppo dei vaccini, persistono problemi di equità ed efficienza nella distribuzione.

Personale e formazione

Un problema fondamentale durante la pandemia COVID-19 è stata la carenza di personale medico, in particolare in terapia intensiva. Molti sistemi sanitari hanno risposto intensificando l'istruzione e la formazione di infermieri e medici, al fine di fornire un maggior numero di professionisti qualificati. Anche i programmi di salute mentale per il personale medico sono diventati più importanti, poiché lo stress causato dalla pandemia ha portato a un aumento del rischio di burnout.

Tuttavia, queste misure sono spesso solo soluzioni a breve termine e molti Paesi continuano ad affrontare il problema della carenza cronica di personale sanitario qualificato. Nelle regioni più povere, questo problema è aggravato dalla migrazione verso i Paesi più ricchi.

Cooperazione internazionale e sistemi di allarme rapido

La cooperazione internazionale nel campo della salute pubblica ha svolto un ruolo centrale durante la pandemia, in particolare attraverso organizzazioni come l'Organizzazione Mondiale della Sanità (OMS). È stato riconosciuto che le pandemie sono problemi globali che richiedono soluzioni internazionali. Ciò ha portato al miglioramento dei sistemi internazionali di allerta precoce e alla cooperazione nello sviluppo di contromisure, tra cui vaccini e farmaci.

Tuttavia, esistono ancora tensioni nella cooperazione internazionale, in particolare per quanto riguarda l'accesso alle risorse mediche e l'equa distribuzione dei vaccini. I Paesi con maggiori risorse finanziarie sono stati spesso privilegiati nell'accesso alle scarse risorse durante la pandemia, causando uno squilibrio nella risposta globale alla pandemia.

Sfide nella preparazione alle pandemie a lungo termine

Nonostante i progressi compiuti, le sfide sono ancora molte. Un problema è la volontà di molti sistemi sanitari di investire nella preparazione alle pandemie a lungo termine. In tempi in cui il rischio immediato di una pandemia non è più tangibile, l'impegno politico e finanziario per la prevenzione spesso diminuisce. Ciò può significare che le lezioni apprese dalla COVID-19 vengono rapidamente dimenticate e i sistemi sanitari si trovano ancora una volta impreparati ad affrontare future pandemie.

Un altro problema è l'accesso alle risorse, soprattutto nei Paesi più poveri. Mentre i Paesi ad alto reddito hanno compiuto notevoli progressi, la situazione nei Paesi più poveri è spesso caratterizzata da mancanza di investimenti, sistemi sanitari deboli e insufficiente sostegno internazionale.

In sintesi, molti sistemi sanitari sono oggi più preparati ad affrontare pandemie come la COVID-19 di quanto non lo fossero prima della pandemia. I miglioramenti nelle infrastrutture, nella digitalizzazione, nello sviluppo dei vaccini e nella cooperazione internazionale hanno portato a sistemi più solidi e resistenti. Tuttavia, permangono notevoli disparità tra i Paesi più ricchi e quelli più poveri, e molti dei progressi compiuti potrebbero diventare meno rilevanti nel tempo con il venir meno del sostegno politico e finanziario. Il mondo deve continuare a lavorare per garantire l'equità e la sostenibilità della preparazione alle pandemie, per essere pronto ad affrontare future crisi sanitarie.

5.2.2. Cambiamenti nell'ospedale e nella terapia intensiva

La COVID-19-ha cambiato radicalmente il modo in cui i pazienti vengono trattati. Sono stati apportati miglioramenti significativi in tutto il mondo, in particolare per quanto riguarda le unità di terapia intensiva e la cura dei pazienti critici.

Miglioramento delle attrezzature nelle unità di terapia intensiva

La pandemia ha portato a un significativo potenziamento delle unità di terapia intensiva (ICU), in particolare per quanto riguarda i ventilatori, le apparecchiature di monitoraggio e le risorse mediche necessarie per il trattamento delle malattie respiratorie gravi. Molti ospedali hanno investito in capacità aggiuntive per supportare il trattamento dei pazienti COVID-19-pazienti, che spesso richiedono cure mediche intensive. Queste attrezzature ampliate consentono alle unità di terapia intensiva di rispondere in modo più rapido ed efficiente alle situazioni critiche.

Personale infermieristico specializzato per COVID-19-pazienti

Un gran numero di personale infermieristico è stato appositamente formato per gestire i pazienti COVID-19-pazienti, in particolare per quanto riguarda l'uso dei ventilatori e il monitoraggio della progressione della malattia grave. Questa specializzazione ha migliorato significativamente la qualità dell'assistenza nelle unità di terapia intensiva. Infermieri e medici sono ora più preparati ad affrontare le sfide speciali associate al trattamento di pazienti COVID-19 gravemente malati, come la prevenzione dell'insufficienza polmonare, l'ottimizzazione dell'apporto di ossigeno e la riduzione della mortalità attraverso misure terapeutiche mirate.

Questi progressi nelle infrastrutture mediche e nelle competenze degli operatori sanitari hanno migliorato in modo significativo le possibilità di sopravvivenza dei pazienti affetti da COVID-19.-I pazienti sono migliorati in modo significativo. Inoltre, molti di questi adattamenti e investimenti hanno anche benefici a lungo termine che vanno oltre la pandemia e migliorano l'assistenza complessiva dei pazienti gravemente malati.

5.2.3. Impatto della pandemia sulla politica sanitaria a lungo termine

La pandemia di COVID-19pandemia ha avuto un impatto profondo e a lungo termine sulle politiche sanitarie di tutto il mondo. Molti Paesi hanno rivisto e rafforzato i propri sistemi e infrastrutture sanitarie per essere meglio preparati a future pandemie e crisi sanitarie globali. Questi cambiamenti mirano non solo ad aumentare la resilienza dei sistemi sanitari, ma anche a migliorare la cooperazione e il coordinamento a livello internazionale.

Una delle lezioni più importanti apprese dalla pandemia è la necessità di mantenere sufficienti risorse mediche. Molti Paesi hanno ampliato la capacità delle unità di terapia intensiva, hanno acquistato ventilatori e forniture mediche supplementari e hanno elaborato piani d'emergenza flessibili in caso di strozzature nelle forniture. Questo include anche l'espansione delle capacità di laboratorio per i test di massa e la creazione di centri di quarantena e isolamento. È stato particolarmente importante fare scorta di materiali protettivi come maschere e dispositivi di protezione personale per proteggere gli operatori sanitari. e dispositivi di protezione personale per proteggere gli operatori sanitari in caso di future epidemie.

La pandemia ha anche evidenziato la necessità di maggiori investimenti nel settore della sanità pubblica. I governi di tutto il mondo hanno introdotto programmi per migliorare il monitoraggio digitale della salute e la tracciabilità delle catene di infezione. In molti Paesi sono state sviluppate piattaforme digitali e applicazioni mobili per informare i cittadini sui rischi sanitari e tracciare in modo efficiente le catene di infezione. Queste tecnologie saranno utilizzate in futuro anche per monitorare altri rischi sanitari e rispondere rapidamente a nuove minacce.

Un altro cambiamento significativo nella politica sanitaria è l'aumento della cooperazione internazionale. I Paesi e le organizzazioni mondiali, come l'Organizzazione Mondiale della Sanità (OMS)) hanno intensificato la loro collaborazione per migliorare lo scambio di informazioni, identificare più rapidamente i nuovi virus e coordinare i programmi di vaccinazione globali. La pandemia ha dimostrato che le pandemie non conoscono confini e che è necessaria una risposta globale. Iniziative come COVAX sono state lanciate per garantire una distribuzione equa dei vaccini, soprattutto nei Paesi più poveri che spesso sono svantaggiati nella corsa alle risorse mediche.

Inoltre, la pandemia ha portato a una rivalutazione della spesa sanitaria. Molti governi hanno riconosciuto che le misure preventive e il rafforzamento del settore sanitario pubblico sono più efficaci in termini di costi a lungo termine rispetto alla gestione di una crisi acuta. Questo ha portato a nuovi investimenti nella formazione e nell'impiego di personale medico, per evitare colli di bottiglia in caso di crisi future. Anche la ricerca e lo sviluppo di vaccini e farmaci hanno ricevuto un forte impulso dalla pandemia, che si riflette nell'aumento dei finanziamenti agli istituti di ricerca e nello sviluppo di piattaforme vaccinali che possono essere rapidamente adattate a diversi agenti patogeni.

La pandemia ha quindi indotto molti Paesi del mondo a rendere i propri sistemi sanitari più resistenti e a investire in strutture preventive per contrastare meglio le future pandemie. Il miglioramento delle infrastrutture, la digitalizzazione del sistema sanitario, la cooperazione internazionale e un maggiore sostegno al personale sanitario sono al centro delle strategie sanitarie a lungo termine.

6. Adattamenti sociali e misure di protezione oggi

6.1. Misure di protezione permanente

6.1.1. Quali misure sono ancora attuali?

Ancora oggi, alcune misure di protezione rimangono rilevanti, soprattutto in periodi di aumento dei tassi di infezione o di focolai regionali di nuove varianti del virus. Sebbene queste misure non siano più obbligatorie per tutti, si sono dimostrate efficaci nel ridurre la diffusione della COVID-19 e di altre infezioni respiratorie.

6.1.2. Misure di protezione situazionali

Le maschere rimarranno una misura protettiva importante in alcune situazioni nel 2024 per ridurre la diffusione della COVID-19 e altre infezioni respiratorie. Il loro uso è ora dipendente dalla situazione e non più obbligatorio in generale.

Quando e dove sono utili le maschere utili?

1. Spazi chiusi con molte persone: Nei trasporti pubblici, nei centri commerciali, nei teatri o nelle sale conferenze, dove molte persone si riuniscono in uno spazio ristretto, le maschere sono ancora utili. hanno ancora senso. Spesso questi

luoghi non offrono una ventilazione sufficiente, il che aumenta il rischio di trasmissione del virus.

2. Strutture sanitarie: Negli ospedali, negli ambulatori medici, nelle case di cura e in altre strutture mediche, l'uso di maschere rimane particolarmente importante per proteggere i pazienti più vulnerabili. Poiché in queste strutture vengono spesso curate persone con un sistema immunitario indebolito, il rischio di infezione per i casi gravi di COVID-19 e altre infezioni è più elevato.

3. In caso di alti tassi di infezione: In caso di aumento del numero di infezioni o di focolai regionali di COVID-19 o epidemie di influenza, indossare le mascherine puòpuò essere una misura preventiva ragionevole, anche in situazioni quotidiane come quando si fa la spesa o in occasione di grandi eventi.

4. Persone a maggior rischio: per le persone con patologie preesistenti, per gli anziani o per chi è immunocompromesso, indossare le mascherine indossare le mascherine negli spazi chiusi o a stretto contatto con gli altri rimane importante, anche se le mascherine non sono più obbligatorie.

In molti Paesi, i requisiti o le raccomandazioni in materia di maschere sono limitati a situazioni specifiche in cui il rischio di trasmissione del virus è particolarmente elevato. Queste misure situazionali sono spesso accompagnate da raccomandazioni delle autorità sanitarie, a seconda della situazione di infezione e delle varianti virali in circolazione. La flessibilità di queste norme consente di adattare la necessità di protezione alle circostanze attuali, pur mantenendo la normale routine quotidiana.

6.1.3. Differenze regionali nelle misure di protezione

Le misure di protezione COVID-19-Le misure di protezione varieranno notevolmente da regione a regione nel 2024, a seconda dell'incidenza dell'infezione, della densità della popolazione e delle condizioni della politica sanitaria locale. Nelle città densamente popolate, dove le persone vivono insieme in spazi ristretti, le misure più severe sono spesso rimaste in vigore più a lungo o sono state reintrodotte più rapidamente se le infezioni aumentano di nuovo. Nelle aree rurali, dove il rischio di rapida diffusione è più basso a causa della minore densità di popolazione e della minore interazione sociale, le restrizioni sono state spesso allentate più rapidamente o sono meno rigide.

6.2. Viaggi e grandi eventi

6.2.1. COVID-19 e viaggi internazionali: Quali sono i regolamenti ancora in vigore?

Alcune restrizioni di viaggio legate alla COVID-19 sono tuttora in vigoresoprattutto quando si viaggia a livello internazionale verso o da aree ad alto rischio. Queste norme variano a seconda del Paese e della situazione regionale dell'infezione e di solito includono la prova della vaccinazione o del test, nonché misure specifiche per i viaggiatori provenienti da aree ad alta prevalenza virale o con nuove varianti del virus.

Attualmente, la maggior parte delle restrizioni ai viaggi in relazione alla COVID-19 sono state abolite in tutto il mondo. Nella maggior parte dei Paesi, comprese le principali destinazioni di viaggio come gli Stati Uniti, la Germania, la Francia, l'Italia e molti altri Paesi europei, non esistono più restrizioni all'ingresso che richiedano un test COVID-19 negativo o una prova di vaccinazione. Anche l'obbligo di quarantena per i viaggiatori è stato in gran parte abolito.

Tuttavia, vi sono alcune eccezioni e regioni in cui si applicano ancora alcune misure legate alla COVID-19. In paesi come Timor Est, ad esempio, può essere necessario entrare in quarantena dopo l'ingresso nel paese. A seconda della situazione sanitaria, in alcuni Paesi dell'Asia e dell'Africa sono in vigore anche normative locali che richiedono misure temporanee come l'uso di maschere o restrizioni di accesso alle strutture pubbliche. Le compagnie aeree o le autorità locali possono anche imporre ulteriori misure precauzionali, come l'obbligo di indossare maschere o di effettuare test.

6.2.2. Precauzioni di sicurezza per i grandi eventi (ad es. concerti, eventi sportivi)

Ancora oggi, in occasione di grandi eventi vengono adottate specifiche precauzioni di sicurezza per evitare la diffusione della COVID-19 di diffondersi. Le misure più comuni includono la limitazione del numero di partecipanti, speciali concetti di igiene e, in alcuni casi, anche test o certificati di vaccinazione. Queste misure vengono adattate in modo flessibile alla situazione attuale dell'infezione e alle normative regionali.

Molti Paesi hanno continuato a fissare un limite massimo al numero di persone in occasione di grandi eventi, per garantire la distanza fisica e ridurre al minimo il rischio di infezione. Questi limiti possono variare a seconda del tipo di evento, delle dimensioni della sede e dello sviluppo regionale della pandemia. Nelle arene o negli stadi più grandi, ad esempio, è possibile ammettere un numero maggiore di partecipanti se sono presenti concetti igienici come la disposizione fissa dei posti a sedere o zone specifiche per gli spettatori.

Gli organizzatori devono implementare speciali concetti di igiene, che spesso includono l'uso di stazioni di disinfezione, la pulizia regolare delle aree altamente frequentate e sistemi di ventilazione migliorati. Le maschere possono ancora essere obbligatorie negli spazi chiusi o in presenza di assembramenti particolarmente numerosi, soprattutto se non è possibile garantire un adeguato apporto di aria fresca.

6.2.3. COVID-19 nella vita quotidiana

Ad oggi, le persone si sono adattate alle misure di protezione COVID-19 in molti ambiti della vita quotidiana.- Misure di protezione, con particolare attenzione alla flessibilità e all'uso situazionale delle regole. Queste misure variano a seconda della situazione dell'infezione e delle normative regionali, ma rimangono particolarmente rilevanti nelle aree con molte persone o con una stretta distanza sociale.

Scuole

Molte scuole hanno migliorato in modo significativo i sistemi di ventilazione per aumentare la qualità dell'aria nelle aule e ridurre il rischio di trasmissione del virus. Questo è particolarmente vero nei Paesi che sono stati pesantemente colpiti da precedenti ondate di COVID-19.-ondate. In alcune scuole si continua a sottoporre insegnanti e studenti a controlli regolari, soprattutto durante le ondate di influenza e di raffreddore o in caso di aumento dei casi di COVID-19 a livello locale. L'obbligo della maschera può essere reintrodotto a seconda della situazione, ad esempio in caso di aumento delle infezioni o di nuove varianti del virus.

Uffici

In molti uffici sono state introdotte modalità di lavoro flessibili, come il lavoro ibrido, in cui i dipendenti possono lavorare sia in ufficio che da casa. Se nella regione c'è un alto tasso di infezione, gli uffici possono introdurre requisiti di mascheratura e regole di allontanamento sociale soprattutto nelle aree comuni come le sale conferenze o le mense. La disinfezione frequente delle postazioni di lavoro e delle postazioni per l'igiene delle mani rimane uno standard.

Trasporto pubblico

Anche nei trasporti pubblici, come autobus e treni, l'uso delle mascherine viene gestito viene gestito anche in base alla situazione. Nei periodi in cui i tassi di infezione sono più elevati o nelle regioni ad alta densità di popolazione, l'uso delle mascherine sui trasporti pubblici rimane una raccomandazione frequente o addirittura obbligatoria. Sono state inoltre adottate misure di pulizia e disinfezione e misure per migliorare la ventilazione.

In sintesi, la vita quotidiana nelle scuole, negli uffici e nei trasporti pubblici si è adattata alle condizioni della pandemia. L'obbligo di indossare maschere, le norme igieniche e il miglioramento dei sistemi di ventilazione sono misure flessibili che vengono utilizzate a seconda della situazione per contenere la diffusione del virus e mantenere la vita quotidiana sostanzialmente normale.

6.3. Soluzioni digitali e tecniche

6.3.1. Uso di app per il monitoraggio delle infezioni e la tracciabilità dei contatti

Le app per il monitoraggio delle infezioni COVID-19-infezioni rimarranno uno strumento importante per monitorare i focolai locali e informare rapidamente la popolazione nel 2024. Queste app, che sono state introdotte in molti Paesi sin dalle prime fasi della pandemia, consentono alle autorità sanitarie di tracciare in modo efficiente le catene di infezione e di fornire avvisi tempestivi alle persone potenzialmente a rischio.

L'uso di queste app si basa solitamente su una combinazione di tecnologie Bluetooth e GPS, che possono essere utilizzate per registrare in modo anonimo i contatti tra le persone. Se un utente risulta positivo alla COVID-19 l'app può essere utilizzata per avvisare tutti coloro che sono stati a stretto contatto con la persona infetta. Ciò consente un rapido autoisolamento o un test per prevenire ulteriori infezioni.

Un altro vantaggio di queste app è che possono informare rapidamente la popolazione sui tassi di infezione locali e sulle raccomandazioni ufficiali. Molte app offrono funzioni per la visualizzazione dei dati di infezione regionali, delle norme e dei regolamenti vigenti e persino la possibilità di salvare e visualizzare i certificati di vaccinazione e di test digitali.

Applicazioni come la tedesca Corona-Warn-App o la britannica NHS COVID-19 sono ancora attive in alcuni Paesi e sono state migliorate nel tempo con funzioni aggiuntive per renderle più facili da usare nella vita quotidiana. In Paesi come la Corea del Sud e Singapore, tali app hanno contribuito con successo a contenere le ondate di infezione e a sostenere la tracciabilità dei contatti.

6.3.2 Miglioramento dei sistemi di ventilazione negli spazi pubblici

Il miglioramento dei sistemi di ventilazione nelle scuole, negli uffici e negli edifici pubblici si è dimostrato una delle misure più efficaci a lungo termine per ridurre il rischio di trasmissione del virus, compresa la COVID-19è stato dimostrato. Poiché il virus si trasmette principalmente attraverso gli aerosol presenti nell'aria, una buona circolazione dell'aria è fondamentale per ridurre la concentrazione di virus negli ambienti chiusi.

I moderni sistemi di ventilazione che consentono un maggiore apporto di aria fresca e un ricambio d'aria più frequente contribuiscono a ridurre la concentrazione di aerosol e quindi a ridurre significativamente il rischio di infezione. In molti Paesi sono stati fatti notevoli investimenti per migliorare la ventilazione di scuole, uffici ed edifici pubblici dopo la pandemia, poiché si tratta di una misura protettiva sostenibile, efficace anche contro altre infezioni respiratorie come l'influenza.

Oltre ai sistemi di ventilazione meccanica, i filtri dell'aria sono spesso utilizzati per rimuovere le particelle e potenzialmente i virus dall'aria. I filtri HEPA (High-Efficiency Particulate Air) sono particolarmente efficaci in questo senso. Queste tecnologie contribuiscono a migliorare significativamente la qualità dell'aria interna, creando ambienti più sicuri per gli studenti, il personale e il pubblico.

A lungo termine, il miglioramento della ventilazione si è affermato come una misura decisiva che, in combinazione con altre misure di protezione come le maschere e l'igiene delle mani, può ridurre in modo duraturo la trasmissione dei virus negli spazi chiusi. e l'igiene delle mani, può ridurre in modo duraturo la trasmissione dei virus negli spazi chiusi.

7. Chi è ancora a rischio?

7.1. Gruppi di rischio oggi

7.1.1. Anziani e persone con condizioni preesistenti

Gli anziani e le persone con determinate condizioni preesistenti, come il diabete, le malattie cardiovascolari o le malattie respiratorie croniche, rimarranno particolarmente a rischio nel 2024 per quanto riguarda la COVID-19 è interessato. Nonostante l'immunità diffusa nella popolazione grazie alle vaccinazioni e alle infezioni naturali, questi gruppi a rischio sono più suscettibili a forme gravi della malattia. Il loro sistema immunitario reagisce spesso in modo più debole alle infezioni, aumentando il rischio di complicazioni.

Le persone anziane sono particolarmente colpite, poiché il sistema immunitario reagisce generalmente in modo meno efficiente alle infezioni in età avanzata. Gli studi hanno dimostrato che il rischio di casi gravi, di ospedalizzazione e di morte aumenta con l'età. Le persone di età superiore ai 60 anni che soffrono di altri problemi di salute sono particolarmente suscettibili.

Anche le persone con patologie preesistenti, come il diabete, l'ipertensione o le malattie cardiovascolari, presentano un rischio maggiore. Queste condizioni compromettono la capacità dell'organismo di combattere le infezioni e aumentano la probabilità di complicazioni come polmonite o insufficienza d'organo. Le malattie respiratorie croniche, come l'asma o la BPCO, aumentano il rischio, poiché la COVID-19 spesso grava sulle vie respiratorie e può portare a mancanza di respiro o ad altre malattie respiratorie.

Per questi gruppi a rischio, le misure preventive, come le vaccinazioni di richiamo regolari, l'evitare gli assembramenti di persone e l'indossare maschere negli spazi chiusi, restano di fondamentale importanza. negli spazi chiusi rimangono di fondamentale importanza. Queste precauzioni offrono la protezione più efficace contro i casi gravi e le complicazioni, anche se COVID-19 mostra effetti meno gravi nella popolazione generale.

7.1.2 Persone con sistema immunitario indebolito

Le persone con un sistema immunitario indebolito, come i pazienti che hanno subito un trapianto d'organo, le persone affette da cancro o da HIV e quelle che assumono farmaci immunosoppressori, sono ancora particolarmente suscettibili a casi gravi di COVID-19.. Il loro organismo spesso non è in grado di sviluppare una risposta immunitaria sufficiente, anche dopo una vaccinazione di base completa. Per queste persone resta quindi fondamentale un attento monitoraggio medico e regolari vaccinazioni di richiamo.

Le persone immunizzate con un sistema immunitario indebolito spesso mostrano un minore effetto protettivo dei vaccini, il che significa che la loro protezione immunitaria si esaurisce più rapidamente rispetto alle persone sane. Autorità sanitarie come l'Organizzazione Mondiale della Sanità (OMS) e istituti nazionali come l'Istituto Robert Koch) e istituti nazionali come l'Istituto Robert Koch (RKI) raccomandano speciali piani di richiamo che includono dosi aggiuntive. Queste vaccinazioni di richiamo mirano a rafforzare il sistema immunitario in modo mirato e a massimizzare la protezione contro i casi gravi.

Oltre alla vaccinazione, è fondamentale che i soggetti immunocompromessi siano attentamente monitorati dal punto di vista medico per ricevere farmaci antivirali o altre opzioni terapeutiche in una fase precoce in caso di infezione. Terapie come gli anticorpi monoclonali o i farmaci antivirali (ad esempio paxlovid) si sono dimostrate efficaci nel ridurre significativamente il rischio di progressione grave della malattia in questi pazienti.

Nel complesso, per le persone con un sistema immunitario indebolito resta necessaria una costante attenzione alla prevenzione e all'assistenza medica, al fine di proteggere al meglio la loro salute durante la pandemia in corso.

7.1.3. Differenze geografiche e sociali: Paesi con scarsa assistenza sanitaria

Nelle regioni con infrastrutture sanitarie deboli, la COVID-19 rimane oggi una minaccia importante, soprattutto a causa dei bassi tassi di vaccinazione e dell'assistenza medica limitata. I Paesi con un accesso limitato ai vaccini e un'assistenza sanitaria inadeguata, come molte parti dell'Africa, dell'Asia meridionale e dell'America Latina, continuano a essere maggiormente colpiti dalle conseguenze della pandemia.

In molti Paesi a basso reddito, il tasso di immunizzazione è significativamente più basso rispetto ai Paesi più ricchi. Mentre nei Paesi altamente sviluppati circa l'80% della popolazione ha ricevuto almeno una dose di vaccino, in alcuni Paesi in via di sviluppo questa percentuale è solo del 32% circa. La lentezza nell'accesso ai vaccini, le barriere finanziarie e le sfide logistiche hanno fatto sì che molte persone in queste regioni rimangano ad alto rischio di contrarre la COVID-19 e di soffrire di casi gravi.

Nelle regioni in cui l'assistenza sanitaria è carente, i letti d'ospedale, la fornitura di ossigeno e i posti di terapia intensiva sono spesso inadeguati. Questi colli di bottiglia fanno sì che anche ondate di infezioni relativamente moderate possano sovraccaricare i sistemi sanitari. La mancanza di personale medico ben addestrato aggrava ulteriormente la situazione, poiché il trattamento di casi gravi di COVID-19-gravi richiede maggiori risorse e competenze.

Inoltre, spesso l'accesso ai farmaci antivirali e alle terapie come gli anticorpi monoclonali, utilizzati per trattare i casi gravi nei Paesi più ricchi, è scarso. Queste lacune terapeutiche rendono ancora più difficile per i Paesi con infrastrutture sanitarie deboli prevenire i casi gravi e i decessi.

In sintesi, la COVID-19 rimane rimane una minaccia importante in questi Paesi a causa delle debolezze strutturali del settore sanitario e dell'inadeguata fornitura di vaccini e risorse mediche alla popolazione.

7.2. COVID-19 nei Paesi in via di sviluppo

7.2.1. Sfide nella distribuzione dei vaccini e nell'assistenza medica

In molti Paesi in via di sviluppo, i vaccini e le risorse mediche continueranno a scarseggiare nel 2024, rendendo il contenimento della COVID-19 notevolmente più difficile. Queste carenze significano che molte persone in questi Paesi non hanno accesso a una serie completa di vaccinazioni o a regolari richiami, il che aumenta significativamente il rischio di alti tassi di infezione e mortalità. Particolarmente colpite sono le regioni dell'Africa, del Sud-est asiatico e dell'America Latina.

La disponibilità di vaccini nei Paesi in via di sviluppo rimane fortemente limitata. Sebbene programmi come COVAX siano stati lanciati per fornire vaccini ai Paesi più poveri, ci sono ancora notevoli lacune nella fornitura. Molti di questi Paesi faticano a procurarsi dosi sufficienti e devono affrontare anche sfide logistiche come la conservazione e la distribuzione dei vaccini. I tassi di immunizzazione in questi Paesi sono significativamente più bassi rispetto a quelli delle nazioni ricche, il che significa che gran parte della popolazione rimane vulnerabile alle infezioni COVID-19-infezioni

Oltre alla mancanza di vaccini, in molti Paesi in via di sviluppo mancano anche le risorse mediche di base, tra cui letti di terapia intensiva, ossigeno e farmaci antivirali. Di conseguenza, l'assistenza medica per i pazienti affetti da COVID-19-pazienti è spesso inadeguata e molti sistemi sanitari non sono in grado di far fronte all'aumento dei casi gravi. Ciò contribuisce ad aumentare i tassi di mortalità, in quanto molti pazienti non ricevono il trattamento necessario per prevenire le forme più gravi della malattia.

La combinazione di bassi tassi di vaccinazione e mancanza di risorse mediche rende difficile per i Paesi in via di sviluppo contenere efficacemente la diffusione del virus, con il risultato di un carico di malattia persistentemente elevato. Gli sforzi internazionali per distribuire i vaccini in modo più equo e rafforzare le infrastrutture sanitarie in questi Paesi restano quindi fondamentali per controllare la pandemia a livello globale.

7.2.2. Conseguenze economiche e sanitarie a lungo termine nei Paesi con bassi tassi di immunizzazione

Le conseguenze economiche e sanitarie della COVID-19-sono particolarmente gravi nei Paesi con bassi tassi di vaccinazione. La pandemia non solo ha gravato pesantemente sui sistemi sanitari di questi Paesi, ma ha anche indebolito in modo significativo la loro stabilità economica.

I Paesi con bassi tassi di immunizzazione continuano ad avere alti tassi di infezione e mortalità. A causa dell'accesso limitato ai vaccini, molte persone sono ancora suscettibili alle infezioni e le forme gravi di malattia si verificano più frequentemente. L'inadeguatezza dell'assistenza medica, unita alla mancanza di letti di terapia intensiva e all'insufficiente disponibilità di farmaci antivirali, sta aggravando la situazione. I sistemi sanitari, già indeboliti prima della pandemia, sono spesso sovraccarichi, con conseguente aumento dei tassi di mortalità. Le regioni rurali e le aree con infrastrutture sanitarie deboli sono particolarmente colpite.

L'impatto economico della pandemia in questi Paesi è enorme. Molti Paesi con bassi tassi di vaccinazione hanno difficoltà a riportare le loro economie ai livelli precedenti la pandemia. Chiusure, restrizioni ai viaggi e l'interruzione delle catene di approvvigionamento globali hanno portato alla perdita di posti di lavoro, a un calo della produzione economica e a un aumento della povertà. Settori come il turismo e l'agricoltura, su cui molti Paesi in via di sviluppo fanno affidamento, hanno sofferto particolarmente. A causa della crisi sanitaria in corso, il ritorno alla normalità economica è più lento in questi Paesi, rendendo la ripresa ancora più difficile.

Questo doppio carico di sfide sanitarie ed economiche sottolinea l'importanza di un'equa distribuzione dei vaccini e dello sviluppo di sistemi sanitari stabili per poter affrontare meglio le future pandemie.

8 Il futuro con COVID

8.1. Sviluppo futuro del virus

Lo sviluppo futuro di COVID-19 può essere delineato in diversi scenari possibili, in base ai quali il virus continuerà a svolgere un ruolo negli eventi sanitari globali. Questi scenari dipendono fortemente da fattori quali l'emergere di nuove variantil'immunità della popolazione e i progressi nello sviluppo di vaccini. I tre scenari principali sono:

8.1.1. Scenario endemico

In uno scenario in cui la COVID-19 diventa endemica, il virus continuerebbe a circolare nella popolazione, ma con effetti sulla salute notevolmente ridotti rispetto alle prime fasi della pandemia. Ciò significa che la COVID-19 si trasformerebbe in una malattia regolare ma gestibile, simile all'influenza stagionale. Le ondate stagionali di infezione sarebbero particolarmente probabili nei mesi invernali, quando un maggior numero di persone sta in casa e i contatti ravvicinati aumentano il rischio di infezione.

Grazie all'immunità diffusa costruita attraverso le infezioni precedenti e le campagne di vaccinazione, la maggior parte delle persone sarebbe in grado di respingere il virus relativamente bene. L'obiettivo principale della vaccinazione non sarebbe più l'eliminazione completa del virus, ma la prevenzione di forme gravi della malattia. Sarebbero necessarie vaccinazioni di richiamo regolari per mantenere la protezione contro le nuove varianti del virus. Queste vaccinazioni verrebbero aggiornate ogni anno, come il vaccino antinfluenzale, per reagire alle nuove mutazioni del virus.

Un altro fattore chiave in questo scenario sarebbe il miglioramento delle cure mediche. Nuovi farmaci, come antivirali e anticorpi monoclonali, contribuirebbero efficacemente a ridurre la gravità della malattia, soprattutto nei gruppi vulnerabili come gli anziani o le persone con condizioni preesistenti. Ciò ridurrebbe drasticamente il numero di casi gravi e la necessità di ricovero in ospedale. Il sistema sanitario sarebbe in grado di gestire meglio i restanti casi gravi senza essere sovraccaricato, come è avvenuto al culmine della pandemia.

Le ondate stagionali di COVID-19 sarebbero favorite da vari fattori, tra cui le condizioni meteorologiche che favoriscono il virus e le nuove varianti del virus che potrebbero emergere stagionalmente. Tuttavia, queste ondate sarebbero accompagnate da tassi di mortalità significativamente più bassi, poiché la maggior parte della popolazione sarebbe già immune o almeno parzialmente immune, il che ridurrebbe la diffusione e la gravità del virus. Tuttavia, gruppi di popolazione particolarmente vulnerabili necessiterebbero ancora di misure protettive speciali, tra cui vaccinazioni di richiamo e trattamenti antivirali.

Il monitoraggio del virus continuerà a svolgere un ruolo importante. Le autorità sanitarie, come l'Organizzazione Mondiale della Sanità (OMS) o le autorità sanitarie nazionali, monitoreranno continuamente le nuove varianti del virus, come avviene per l'influenza. del virus, analogamente a quanto avviene per l'influenza. Se emergesse una variante preoccupante, si potrebbero adottare misure come campagne di vaccinazione mirate o restrizioni temporanee per i gruppi ad alto rischio. I sistemi di allerta precoce e le risposte rapide ai cambiamenti del virus contribuirebbero in modo decisivo a prevenire le epidemie più gravi.

A livello sociale, le persone si abituerebbero a convivere con la COVID-19. È ipotizzabile che misure come l'uso di maschere in situazioni particolarmente a rischio, ad esempio sui trasporti pubblici o nelle strutture sanitarie, vengano mantenute a lungo termine. Misure simili sono già state introdotte con successo per l'influenza in alcuni Paesi per limitare la diffusione delle infezioni respiratorie. Inoltre, si potrebbero implementare sistemi di ventilazione migliori negli edifici pubblici e nelle sedi di eventi per ridurre il rischio di trasmissione.

L'informazione e l'educazione regolare della popolazione svolgerebbero un ruolo importante. Le persone si abituerebbero a ricevere vaccinazioni di richiamo annuali e a sottoporsi rapidamente ai test in caso di sintomi. Questo adattamento collettivo porterebbe ad accettare la COVID-19 come parte della vita quotidiana senza la necessità di restrizioni drastiche.

In sintesi, il COVID-19 entrerebbe a far parte del ciclo annuale di infezione come virus endemico, ma con un impatto sanitario e sociale significativamente inferiore grazie alle vaccinazioni, ai progressi medici e alle misure di prevenzione adattate. La malattia sarebbe gestibile e la vita potrebbe tornare in gran parte alla normalità, anche se continuerebbero a verificarsi ondate stagionali.

8.1.2. Ondate pesanti ricorrenti a causa di nuove varianti

In uno scenario in cui il COVID-19 diventa endemico, il virus continuerebbe a circolare a livello globale, ma con un impatto sulla salute e sulla società notevolmente ridotto. Ciò significherebbe che il virus si manifesterebbe a ondate regolari, soprattutto durante i mesi invernali, in modo simile all'influenza stagionale. La maggior parte delle persone avrebbe sviluppato l'immunità grazie alla vaccinazione o a precedenti infezioni, con il risultato che i casi gravi di malattia diventerebbero meno comuni. In una situazione endemica, l'attenzione si concentrerebbe meno sulla completa eliminazione del virus e più sul controllo e sul trattamento dei casi per prevenire gravi conseguenze.

L'immunità della popolazione giocherebbe un ruolo fondamentale. L'immunità di base diffusa sarebbe il risultato delle precedenti infezioni da COVID-19 e delle campagne di vaccinazione, fortemente promosse nelle prime fasi della pandemia. Questa immunità garantirebbe che la maggior parte delle persone infettate sviluppi sintomi più lievi. Ciò non significa che nessuno si infetterà, ma che i sintomi non saranno generalmente gravi. La progressione grave della malattia e i decessi sarebbero principalmente limitati a gruppi particolarmente vulnerabili, come gli anziani o le persone con patologie preesistenti. Per questi gruppi continuerebbe quindi a essere importante ricevere regolarmente vaccinazioni di richiamo per garantire la protezione contro le nuove varianti del virus. del virus.

I vaccini verrebbero continuamente adattati per rispondere alle nuove varianti di virus che potrebbero emergere nel tempo. La scienza avrebbe imparato dalla pandemia e sarebbe in grado di sviluppare e distribuire vaccini più rapidamente. Come nel caso dell'influenza, questi vaccini verrebbero aggiornati annualmente e resi disponibili alla popolazione generale, dando la priorità ai gruppi vulnerabili. La protezione attraverso la vaccinazione, in combinazione con farmaci antivirali e migliori opzioni terapeutiche, contribuirebbe a ridurre l'onere della malattia. I farmaci che combattono il virus o ne rallentano la diffusione negli individui infetti sarebbero parte integrante delle strategie di trattamento, riducendo ulteriormente i ricoveri e i decessi.

Le ondate stagionali di infezione sarebbero più probabili in inverno, quando le persone si riuniscono sempre più spesso in ambienti chiusi. Il virus si diffonderebbe più facilmente in questo periodo, ma la gravità dei focolai sarebbe attenuata dall'immunità esistente. Le autorità sanitarie, come l'Organizzazione Mondiale della Sanità

(OMS) o le istituzioni nazionali, continuerebbero a monitorare l'attività del virus per identificare precocemente le nuove varianti e adottare misure adeguate. identificare le nuove varianti in una fase precoce e adottare le misure appropriate. Queste potrebbero andare da campagne di vaccinazione mirate a raccomandazioni per maschere obbligatorie o restrizioni di contatto per gruppi di popolazione particolarmente vulnerabili.

Oltre ai progressi in campo medico, anche la società si adatterebbe alla vita con la COVID-19. Misure come l'uso di maschere sui mezzi di trasporto pubblico o negli spazi chiusi affollati potrebbero essere rese permanenti in alcune situazioni, soprattutto durante le ondate stagionali. Molti edifici migliorerebbero i loro sistemi di ventilazione per ridurre il rischio di trasmissione in ambienti chiusi. Le misure igieniche, come il lavaggio regolare delle mani o l'uso di disinfettanti per le mani, continueranno a essere incoraggiate per ridurre al minimo la diffusione del virus e di altre infezioni respiratorie.

I sistemi sanitari sarebbero preparati a questo scenario. A differenza della fase acuta della pandemia, in cui gli ospedali erano spesso sovraccarichi, l'assistenza sarebbe meglio organizzata. Ci sarebbero reparti specializzati per il trattamento dei pazienti affetti da COVID-19 e l'infrastruttura medica sarebbe in grado di far fronte in modo efficiente all'aumento stagionale del numero di casi. Durante le ondate stagionali, gli ospedali adatteranno le loro capacità per essere pronti ad accogliere un numero maggiore di pazienti, soprattutto nelle aree di terapia intensiva e di emergenza.

A lungo termine, la società imparerebbe a convivere con il virus, come avviene per altre malattie endemiche come l'influenza. La COVID-19 verrebbe vista come una malattia ricorrente ma gestibile. La minaccia rappresentata dal virus sarebbe significativamente più bassa, poiché la popolazione sarebbe protetta sia dalla vaccinazione che dall'immunità naturale. Ciononostante, sarebbe importante rimanere vigili e preparare i sistemi sanitari alle nuove sfide che potrebbero derivare da future varianti del virus. In questo modo, il COVID-19 potrebbe essere integrato nella vita quotidiana senza causare gravi disagi sociali o sanitari.

8.1.3. Ritorno a una normalità controllata

In uno scenario più ottimistico, la COVID-19 potrebbe diventare una malattia ampiamente gestibile, che continua a circolare ma è controllata grazie all'uso diffuso della vaccinazione e all'immunità naturale già presente nella popolazione. Il virus non scomparirebbe del tutto, ma la maggior parte delle persone sarebbe in grado di sopravvivere alla malattia senza gravi decorso grazie a una combinazione di vaccinazioni e infezioni precedenti. Ciò porterebbe a una significativa riduzione dei ricoveri e dei decessi, poiché la maggior parte della popolazione ha già sviluppato un'immunità di base.

Nuove varianti potrebbero continuare a emergere, ma grazie alla sorveglianza continua e all'adattamento del vaccino, queste varianti sarebbero meno minacciose di quelle emerse nelle prime fasi della pandemia. Anche se queste nuove varianti potrebbero essere più contagiose, l'immunità raggiunta attraverso le vaccinazioni e le infezioni precedenti contribuirebbe a garantire che i casi siano generalmente lievi. Nella popolazione, ciò porterebbe a una normalizzazione in cui il COVID-19 non è più percepito come una grave minaccia. Il virus tenderebbe a passare in secondo piano nella coscienza pubblica, come l'influenza stagionale, che si presenta ogni anno ma è facilmente gestibile.

In questo scenario, molte delle rigide misure di protezione necessarie durante le fasi acute della pandemia potrebbero essere allentate in modo permanente o addirittura abolite del tutto. Misure come il coprifuoco, le maschere obbligatorie in casa o le rigide regole di quarantena per le persone infette potrebbero non essere più necessarie. Al contrario, potrebbero essere messe in primo piano raccomandazioni mirate e strategie di prevenzione per gruppi di popolazione particolarmente vulnerabili, come gli anziani o le persone con patologie preesistenti. Ciò potrebbe significare che le vaccinazioni, come avviene attualmente per l'influenza, sarebbero raccomandate principalmente per i gruppi a rischio, mentre la maggior parte della popolazione non avrebbe bisogno di richiami regolari.

A lungo termine, la vaccinazione COVID-19 potrebbe essere integrata nell'assistenza sanitaria di routine, come il vaccino antinfluenzale annuale. I gruppi particolarmente vulnerabili continuerebbero a ricevere vaccinazioni di richiamo per mantenere la protezione contro i casi gravi. Per la popolazione generale, la vaccinazione sarebbe facoltativa o richiesta solo per alcune nuove varianti del virus. Le autorità sanitarie continueranno a monitorare le nuove varianti e adattare i vaccini come necessario per garantire la migliore protezione possibile. Anche i farmaci antivirali e le altre terapie sviluppate durante la pandemia svolgerebbero un ruolo importante nella prevenzione dei casi gravi e nella riduzione dell'onere della malattia.

Complessivamente, in questo scenario, la COVID-19 rimarrebbe una malattia gestibile, che si manifesta regolarmente ma che non grava più sui sistemi sanitari. La società si sarebbe adattata al virus e la vita quotidiana potrebbe continuare senza grandi restrizioni. Le vaccinazioni, i progressi medici e le strategie di prevenzione farebbero sì che la COVID-19 non sia più la grande minaccia che era nei primi anni della pandemia, ma diventi parte del ciclo regolare delle malattie che la popolazione può gestire in modo efficace.

8.1.4 Qual è lo scenario più realistico?

L'effettivo sviluppo del COVID-19 sarà probabilmente caratterizzato da una combinazione di diversi scenari possibili. Questa evoluzione dipende fortemente da diversi fattori chiave: la risposta globale alle nuove varianti virali, la disponibilità e l'equa distribuzione dei vaccini e la capacità delle infrastrutture sanitarie globali di essere preparate per le future pandemie. È improbabile che si verifichi un unico scenario; piuttosto, è probabile che la realtà sia caratterizzata da una miscela di elementi di scenari ottimistici, pessimistici e realistici.

La comparsa di nuove varianti del virus è una delle maggiori sfide di questa endemizzazione. Nel corso della pandemia, il virus ha dimostrato di poter cambiare rapidamente, con alcune mutazioni che favoriscono l'infettività o la fuga dal sistema immunitario. La rapidità e l'efficacia con cui la comunità internazionale risponderà a queste varianti saranno cruciali. I vaccini dovrebbero essere adattati alle nuove varianti a intervalli regolari, come già avviene per l'influenza stagionale. Una risposta rapida a queste varianti potrebbe aiutare a prevenire gravi epidemie e a minimizzare l'impatto sulla popolazione. In tal caso, sarebbero necessarie vaccinazioni di richiamo per garantire la protezione contro le forme gravi della malattia.

Un altro fattore chiave è la distribuzione equa dei vaccini. Mentre alcuni Paesi ricchi hanno già accesso alle vaccinazioni di richiamo, l'accesso ai vaccini rimane una sfida in molte regioni più povere. L'immunizzazione globale avrà un ruolo cruciale nel controllo del virus a lungo termine. I Paesi con un accesso limitato ai vaccini o con sistemi sanitari meno sviluppati potrebbero avere maggiori difficoltà a contenere la diffusione del virus, il che potrebbe favorire la comparsa e la diffusione di nuove varianti. potrebbero favorire la comparsa e la diffusione di nuove varianti. Ciò evidenzia la necessità di una maggiore cooperazione internazionale per garantire che i vaccini siano disponibili e distribuiti equamente in tutto il mondo.

Anche il rafforzamento delle infrastrutture sanitarie è un aspetto fondamentale per il futuro sviluppo di COVID-19. Durante la pandemia, molti Paesi hanno dovuto riconoscere che i loro sistemi sanitari non erano sufficientemente preparati ad affrontare una crisi globale di tale portata. In futuro, gli investimenti nelle infrastrutture sanitarie, in particolare nelle capacità di terapia intensiva, nella digitalizzazione del sistema sanitario e nella formazione del personale medico, saranno fondamentali per essere preparati a nuovi focolai o pandemie. I Paesi che migliorano i propri sistemi sanitari saranno in grado di gestire meglio le future ondate di malattie e di ridurre l'impatto sulla popolazione.

È anche possibile che la COVID-19 diventi meno grave nei prossimi anni, soprattutto se il virus continua a sviluppare varianti più blande. si sviluppa. In tal caso, la società imparerebbe gradualmente a convivere con il virus e le rigide misure di protezione necessarie durante la pandemia potrebbero essere in gran parte abolite. Le vaccinazioni si concentrerebbero principalmente sui gruppi di popolazione vulnerabili, come nel caso dell'influenza. La maggior parte della popolazione potrebbe mantenere un'immunità di base attraverso infezioni o vaccinazioni regolari, in modo che la malattia passi in secondo piano e rappresenti una minaccia meno acuta.

In sintesi, il futuro sviluppo del COVID-19 dipenderà dalla capacità di adattamento della comunità globale. La capacità di rispondere ai nuovi sviluppi del virus, di garantire un'equa distribuzione dei vaccini e di rafforzare le infrastrutture sanitarie determinerà in larga misura se il virus rimarrà una seria minaccia o diventerà una malattia endemica controllabile nei prossimi anni. Sarà necessario un mix di misure preventive e reattive per ridurre al minimo l'impatto a lungo termine del virus sulla salute globale.

8.2. Quanto sono probabili nuove varianti del virus?

La probabilità che continuino a emergere nuove varianti di COVID-19 resta continueranno a emergere man mano che il virus della SARS-CoV-2 continuerà a circolare e a mutare in tutto il mondo. Le mutazioni sono un processo naturale nel ciclo di vita dei virus, in particolare dei virus a RNA come il coronavirus, che sono noti per avere un tasso di mutazione più elevato. Ogni volta che il virus si replica, possono verificarsi errori di copiatura nel suo materiale genetico, favorendo la comparsa di varianti. Questi cambiamenti possono influenzare diversi aspetti del virus, tra cui la trasmissibilità, la virulenza e la capacità di eludere la risposta immunitaria.

La dinamica delle mutazioni virali dipende fortemente dalle circostanze in cui il virus circola. Nelle popolazioni con bassi tassi di vaccinazione, dove il virus può circolare e moltiplicarsi più facilmente, c'è un rischio maggiore di varianti che sono in grado di eludere meglio il sistema immunitario. che sono in grado di eludere meglio il sistema immunitario. Allo stesso modo, gli individui immunocompromessi, in cui il virus rimane più a lungo nel corpo, rappresentano un rischio per la comparsa di nuove mutazioni. Tali condizioni aumentano la probabilità che il virus muti attraverso la pressione evolutiva in una direzione che gli conferisce un vantaggio di sopravvivenza, ad esempio diventando più infettivo o sfuggendo all'immunità, come è stato osservato con varianti precedenti come Delta e Omikron.

La variante Omikron, che si è diffusa rapidamente in tutto il mondo alla fine del 2021, ha fornito un interessante esempio dell'imprevedibilità delle mutazioni. È risultata significativamente più contagiosa delle varianti precedentima in media ha portato a una progressione più lieve della malattia. Questo cambiamento nella virulenza potrebbe essere dovuto alla tendenza evolutiva di un virus ad adattarsi in modo da circolare più efficacemente senza danneggiare gravemente l'ospite, dandogli maggiori possibilità di sopravvivenza. Un virus che ammala o uccide gravemente il suo ospite riduce la sua capacità di diffondersi ulteriormente, il che potrebbe essere uno sviluppo dannoso a lungo termine. Tuttavia, è importante notare che questo sviluppo non è garantito. I virus possono anche provocare forme più gravi di malattia, soprattutto se riescono a eludere l'immunità esistente.

I cambiamenti evolutivi del virus sono difficili da prevedere. Alcune mutazioni potrebbero portare a varianti che che causano decorsi meno gravi di malattia perché non vogliono danneggiare eccessivamente l'ospite, mentre altre, soprattutto quelle che sfuggono alla risposta immunitaria, potrebbero causare decorsi più gravi di malattia. Tali varianti potrebbero diventare particolarmente pericolose se riuscissero a minare l'immunità esistente, sia attraverso la vaccinazione che l'infezione naturale. Una delle maggiori sfide nel controllo globale delle pandemie è quindi quella di riconoscere precocemente le nuove varianti e di reagire ad esse, adattando i vaccini o introducendo misure preventive nelle regioni colpite.

Lo sviluppo a lungo termine dipenderà quindi in larga misura dall'efficacia del monitoraggio globale delle nuove varianti e dalla rapidità con cui si potranno apportare adeguamenti ai vaccini e ai metodi di trattamento. e dalla rapidità con cui si potranno apportare modifiche ai vaccini e ai metodi di trattamento. La ricerca e la cooperazione internazionale sono ancora necessarie per garantire che le nuove varianti siano identificate e controllate il più presto possibile, prima che diventino una sfida globale.

8.3 Regolazione e monitoraggio del vaccino

L'adattamento dei vaccini e la sorveglianza delle varianti del virus sono strategie fondamentali per garantire il controllo a lungo termine della pandemia COVID-19. Poiché la SARS-CoV-2 continua a circolare e a mutare a livello globale, il continuo adattamento dei vaccini rimane un compito cruciale per proteggere la popolazione da nuove varianti potenzialmente più pericolose. varianti potenzialmente più pericolose.

Lo sviluppo di nuove varianticome Delta e Omikron, ha evidenziato la rapidità con cui il virus può adattarsi per aumentare la sua trasmissibilità o eludere le risposte immunitarie. Questa dinamica richiede un approccio flessibile allo sviluppo dei vaccini. È qui che i vaccini a mRNA, come quelli sviluppati da Pfizer-BioNTech e Moderna, svolgono un ruolo chiave. A differenza dei vaccini convenzionali, che si basano su virus inattivati o attenuati, i vaccini a mRNA possono essere modificati con relativa facilità e rapidità per rispondere a nuove varianti del virus. Poiché i vaccini a mRNA si basano su informazioni genetiche che producono proteine virali specifiche (in questo caso la proteina spike), i ricercatori possono apportare rapidamente le modifiche necessarie per rispondere alle mutazioni del genoma virale. Questo offre un chiaro vantaggio rispetto alle piattaforme vaccinali tradizionali, che spesso richiedono più tempo per rispondere alle nuove minacce.

La comunità scientifica internazionale ha istituito un solido sistema di sorveglianza volto a identificare precocemente le nuove varianti del virus. Organizzazioni come l'Organizzazione Mondiale della Sanità (OMS) e le autorità sanitarie regionali collaborano con una rete di laboratori e istituti di ricerca in tutto il mondo per sequenziare e monitorare il virus. Il sequenziamento del genoma è uno strumento fondamentale per individuare le mutazioni nel genoma del virus che potrebbero potenzialmente influenzare la trasmissibilità, la gravità della malattia o la capacità del virus di sfuggire all'immunità. Una volta identificata una nuova variante, le autorità sanitarie ne valutano il potenziale impatto e trasmettono le informazioni ai produttori di vaccini per adeguarli, se necessario.

In questo contesto, misure preventive come vaccinazioni di richiamo regolari sono particolarmente importanti per i gruppi a rischio. Tali vaccinazioni di richiamo possono aiutare a mantenere la protezione contro i corsi gravi, soprattutto se l'immunità alle varianti precedenti precedenti, o quando emerge una nuova variante in grado di eludere parzialmente la risposta immunitaria. Questo è stato il caso di Omikron: la sua elevata trasmissibilità e la capacità di eludere parzialmente l'immunità costruita attraverso la vaccinazione o l'infezione hanno portato alla ribalta la necessità di vaccinazioni di richiamo.

Un altro elemento importante della sorveglianza e dell'adattamento del vaccino è il coordinamento tra gli attori internazionali. Le varianti COVID-19 che destano preoccupazione di preoccupazione (VOC) sono monitorate attraverso collaborazioni internazionali e le informazioni sulle loro caratteristiche sono condivise rapidamente. Ciò consente ai Paesi di adottare misure quali restrizioni ai viaggi o campagne di vaccinazione mirate per rallentare la diffusione. I produttori di vaccini possono utilizzare queste informazioni per adattare i loro prodotti e garantire che i nuovi vaccini offrano la migliore protezione possibile.

Nonostante tutti i progressi compiuti nello sviluppo dei vaccini e nel monitoraggio dei virus, l'emergere di nuove varianti resta rimane una componente imprevedibile e dinamica della pandemia. Sebbene alcune varianti, come Omikron, siano più lievi, non c'è garanzia che le future mutazioni non portino a una progressione più grave della malattia. È quindi fondamentale continuare e migliorare la sorveglianza del virus a livello globale. Allo stesso tempo, i sistemi sanitari devono essere pronti a rispondere rapidamente alle nuove minacce poste dal virus.

La combinazione di adattamento del vaccino, sorveglianza delle nuove varianti e misure preventive, come le vaccinazioni di richiamo, formano una strategia completa per gestire efficacemente le future ondate di COVID-19. La chiave sta nella capacità di reagire in modo rapido e flessibile ai nuovi sviluppi, per ridurre al minimo l'impatto sulla salute pubblica.

8.4. Cosa potrebbe portare a un nuovo deterioramento della situazione?

Un nuovo peggioramento della situazione COVID-19 potrebbe essere innescato da diversi fattori che potrebbero influenzare l'incidenza delle infezioni e sovraccaricare ancora una volta il sistema sanitario. Questi fattori includono:

1. Fornitura insufficiente di vaccini: In caso di carenza di vaccini, soprattutto nei Paesi in via di sviluppo o nelle regioni remote, l'immunità della popolazione può diminuire rapidamente. I bassi tassi di vaccinazione aumentano il rischio di progressione grave della malattia e di decessi e portano a un rischio più elevato di trasmissione, che favorisce una nuova diffusione del virus.

2. Emersione di nuove varianti di virus: Una delle maggiori minacce rimane la possibile comparsa di nuove varianti del SARS-CoV-2-che potrebbero essere più contagiose o in grado di aggirare la protezione immunitaria acquisita con la vaccinazione e le infezioni precedenti. Le varianti che causano forme più gravi della malattia o che sono meno sensibili ai vaccini esistenti potrebbero portare a una nuova ondata di infezioni e ricoveri.

3. Sovraccarico dei sistemi sanitari: un nuovo sovraccarico dei sistemi sanitari potrebbe verificarsi se gli ospedali e le unità di terapia intensiva non avessero capacità sufficienti per far fronte a un improvviso aumento dei casi di COVID-19 grave.-casi gravi. Ciò può essere aggravato dalla carenza di personale, dalle risorse limitate o da un elevato carico concomitante di altre malattie, come l'influenza stagionale.

4. Misure preventive insufficienti: Se le misure preventive, come l'uso di mascherela ventilazione e l'allontanamento sociale vengono trascurate troppo presto o nei momenti di maggior rischio di infezione, il virus potrebbe circolare più facilmente. Questo vale in particolare per le aree densamente popolate e per i grandi eventi, dove il rischio di trasmissione è più elevato.

5. Stanchezza da pandemia ed esitazione vaccinale: un altro rischio è la cosiddetta stanchezza da pandemia, in cui le persone trascurano le misure di protezione perché sono stanche della pandemia in corso e delle sue restrizioni. In combinazione con l'esitazione vaccinale, questo potrebbe portare a una riduzione dell'immunità nella popolazione, rendendo più facili nuovi focolai.

Questi fattori potrebbero interagire e portare a un peggioramento della situazione pandemica se non vengono controllati attraverso misure mirate e la cooperazione internazionale.

8.5. Strategie a lungo termine per la gestione del COVID-19

La COVID-19-ha dimostrato in modo drammatico alla società la necessità di misure preventive, di un sistema sanitario resistente e della cooperazione internazionale. Questi risultati non sono solo importanti per affrontare future pandemie o crisi simili, ma fanno anche luce su debolezze strutturali fondamentali che devono essere affrontate in molti Paesi.

Una delle lezioni più importanti che si possono trarre dalla pandemia riguarda l'importanza delle misure sanitarie preventive. Nel corso della pandemia, è emerso chiaramente che i Paesi che si sono concentrati sulla prevenzione in modo precoce e completo sono stati in grado di contenere meglio la diffusione del virus. Ciò comprendeva misure quali il rapido riconoscimento delle fonti di infezione, l'esecuzione di test costanti sulla popolazione, la tracciabilità dei contatti e la rapida introduzione di misure di quarantena. Queste precauzioni sono state fondamentali per evitare che i sistemi sanitari fossero sovraccaricati. In futuro sarà quindi essenziale investire nella ricerca e nello sviluppo di meccanismi per l'individuazione precoce delle minacce sanitarie. È essenziale disporre di una solida infrastruttura in grado di riconoscere e rispondere rapidamente a tali minacce.

La pandemia ha anche evidenziato l'immensa importanza di un sistema sanitario forte e resistente. Nei primi mesi della pandemia, molti Paesi si sono trovati di fronte alla sfida che i loro ospedali e le loro strutture di assistenza non erano preparati ad affrontare un numero così elevato di pazienti gravemente malati. Questo ha portato a un sovraccarico degli ospedali, alla carenza di forniture mediche e a ritardi nell'assistenza medica. In futuro, i governi dovranno garantire che i loro sistemi sanitari non solo siano adeguatamente finanziati, ma abbiano anche la capacità necessaria per rispondere a crisi improvvise. Ciò include la garanzia di piani di emergenza, l'accumulo di scorte mediche e la continua espansione e formazione del personale medico.

Un altro aspetto fondamentale che si è rivelato cruciale durante la pandemia è stata la cooperazione internazionale. Nessun Paese è stato in grado di affrontare la pandemia da solo. Le crisi sanitarie globali richiedono la cooperazione internazionale, sotto forma di condivisione di dati, sviluppo congiunto di vaccini o fornitura di aiuti ai Paesi i cui sistemi sanitari hanno subito particolari pressioni. Organizzazioni come l'Organizzazione Mondiale della Sanità (OMS) hanno svolto un ruolo fondamentale in questo senso.) hanno svolto un ruolo fondamentale in questo ambito ed è emersa chiaramente la necessità di rafforzare le istituzioni sanitarie globali per poter agire in modo ancora più efficace nelle crisi future. Lo scambio di conoscenze scientifiche, il coordinamento delle misure di lotta alla pandemia e la distribuzione equa dei vaccini sono solo alcuni esempi di aree in cui la cooperazione internazionale è essenziale.

Un altro aspetto spesso trascurato ma altrettanto importante della pandemia è la solidarietà sociale. La pandemia ha dimostrato che la salute di ogni individuo in una società è inestricabilmente legata al benessere dell'intera comunità. Misure come indossare maschere o l'osservanza di regole di distanza sociale non erano solo precauzioni personali, ma anche atti di solidarietà verso le persone a rischio. La disponibilità della popolazione ad accettare restrizioni e ad assumersi la responsabilità per il benessere degli altri ha dimostrato che l'azione comunitaria è preziosa in tempi di crisi. In futuro sarà importante mantenere e rafforzare ulteriormente questa solidarietà e la consapevolezza della responsabilità della comunità.

La pandemia ha anche sottolineato l'importanza di una comunicazione chiara e trasparente. I governi e gli esperti sanitari hanno dovuto affrontare la sfida di informare la popolazione sui pericoli del virus e sulle misure necessarie. Era fondamentale che le informazioni fossero comunicate in modo comprensibile per contrastare la disinformazione e le teorie cospirative. Una comunicazione chiara crea fiducia e contribuisce a garantire che la popolazione sostenga le misure per contenere la crisi. Un'altra lezione appresa dalla pandemia è quindi che i governi e le istituzioni devono investire maggiormente nel miglioramento delle loro strategie di comunicazione per garantire un'educazione ancora più efficace della popolazione in caso di crisi future.

La pandemia ha lasciato importanti insegnamenti anche per l'economia. L'interruzione delle catene di approvvigionamento globali e lo sconvolgimento economico causato dalle chiusure e dalle misure di quarantena hanno dimostrato quanto le economie moderne siano vulnerabili agli shock esterni. Molte aziende e interi settori si sono trovati improvvisamente in rovina e milioni di persone hanno perso il lavoro. Ciò sottolinea l'importanza di costruire la resilienza economica e di sviluppare meccanismi di gestione delle crisi. Ciò include, ad esempio, reti di sicurezza sociale più forti che entrino in vigore in caso di disoccupazione di massa o misure di sostegno statale che aiutino le imprese a superare i periodi di crisi. Sarà fondamentale che gli Stati e le imprese si preparino agli shock futuri e sviluppino strategie per mantenere l'economia stabile nei periodi di crisi.

Nel complesso, la COVID-19-ha rivelato profonde debolezze e sfide nella struttura globale e nel tessuto sociale. Le lezioni che si possono trarre da questa crisi sono molteplici e riguardano quasi tutti i settori della vita pubblica. Dall'assistenza sanitaria alla cooperazione internazionale, fino alla resilienza economica, la società ha ora l'opportunità di imparare dall'esperienza e di prepararsi meglio alle crisi future. Tuttavia, il fattore decisivo sarà se gli attori politici e sociali saranno pronti ad affrontare le riforme e gli investimenti necessari per mettere in pratica questi insegnamenti.

8.5.1. Misure preventive per future pandemie

La necessità di prepararsi meglio alle future pandemie è emersa chiaramente dall'esperienza della crisi COVID-19.-è emersa chiaramente. Per ridurre al minimo gli effetti devastanti di tali crisi sanitarie globali, sono necessarie misure globali in vari settori. Lo sviluppo di vaccini, il rafforzamento dei sistemi sanitari globali e la capacità di rispondere rapidamente a nuove epidemie svolgono un ruolo centrale in questo senso.

Lo sviluppo di vaccini è uno degli approcci più efficaci per combattere le pandemie. Durante la pandemia COVID-19-il rapido sviluppo di vaccini attraverso la ricerca e la collaborazione internazionale ha evidenziato il potenziale di questa misura. Un'importante lezione appresa è che la ricerca in questo settore deve essere continuamente portata avanti per essere in grado di rispondere ancora più rapidamente alle future pandemie. Ciò include l'investimento in tecnologie innovative, come i vaccini a mRNA, che consentono uno sviluppo accelerato e l'adattamento a nuovi agenti patogeni. Occorre inoltre creare meccanismi per ottimizzare le procedure di test clinici senza compromettere gli standard di sicurezza. Anche la distribuzione globale dei vaccini dovrà essere organizzata in futuro in modo più equo ed efficiente. Durante la pandemia, è stato evidente che le nazioni ricche hanno inizialmente richiesto gran parte dei vaccini, mentre i Paesi più poveri sono stati spesso lasciati indietro. La definizione di accordi internazionali e di una strategia di distribuzione equa è essenziale per garantire l'accesso ai vaccini salvavita in tutto il mondo.

Un altro passo fondamentale per prepararsi meglio a future pandemie è il rafforzamento dei sistemi sanitari globali. Come è già stato evidente durante la crisi COVID-19-molti sistemi sanitari non sono adeguatamente preparati ad affrontare carichi improvvisi e massicci. Infrastrutture deboli, carenza di personale e risorse insufficienti hanno fatto sì che in molti Paesi gli ospedali fossero sovraccarichi e la popolazione ricevesse cure inadeguate. Per evitare tutto ciò, i Paesi devono organizzare i propri sistemi sanitari in modo da poter reagire in modo flessibile e resiliente alle crisi. Ciò richiede non solo investimenti negli ospedali, formazione del personale medico e scorte di materiale sanitario, ma anche la creazione di piani di emergenza che possano essere attuati in modo rapido ed efficiente in caso di future epidemie. I Paesi con sistemi sanitari solidi hanno dimostrato, durante la pandemia, di essere in grado di contenere meglio il virus e di mantenere l'assistenza ai pazienti.

Anche la capacità di rispondere rapidamente a nuovi focolai è fondamentale. La velocità con cui i governi e le organizzazioni internazionali rispondono alle crisi sanitarie è spesso decisiva per il decorso di una pandemia. Nelle prime fasi della pandemia di COVID-19-è stato osservato che i ritardi nell'identificazione del virus, nell'attuazione delle misure di contenimento e nel coordinamento internazionale hanno accelerato la diffusione. Un'azione più rapida e coordinata potrebbe salvare molte vite in futuro. Ciò richiede una stretta collaborazione tra le autorità sanitarie nazionali e internazionali, basata su un efficace scambio di dati e informazioni. L'OMS e altre istituzioni globali dovrebbero essere dotate di maggiori poteri e risorse per assumere un ruolo guida nelle situazioni di crisi e intraprendere azioni immediate. I sistemi nazionali di allerta precoce devono essere rafforzati e meglio integrati nelle reti internazionali, per garantire un agevole scambio di informazioni sulle minacce emergenti.

È inoltre essenziale rafforzare la cooperazione globale al di là del settore sanitario. Le pandemie non colpiscono solo i sistemi sanitari, ma hanno anche effetti di vasta portata sull'economia, sulla coesione sociale e sulle relazioni internazionali. Pertanto, gli attori statali, gli scienziati, le organizzazioni internazionali e la società civile devono collaborare strettamente per sviluppare una strategia olistica che affronti le complesse sfide poste dalle pandemie. Questo approccio dovrebbe includere anche misure preventive, come la protezione degli ecosistemi e la lotta alle cause profonde, come il commercio illegale di animali selvatici, che spesso svolgono un ruolo cruciale nell'insorgenza di nuove malattie infettive.

In sintesi, una migliore preparazione alle future pandemie è essenziale e richiede un approccio ampio che ponga l'accento sullo sviluppo dei vaccini, sulla costruzione di sistemi sanitari resilienti e sulla risposta rapida ai nuovi focolai. Queste misure devono essere sostenute dalla cooperazione internazionale e da riforme globali per preparare il mondo alla prossima grave crisi sanitaria. Solo attraverso un'azione globale concertata possiamo riuscire a proteggere l'umanità dalle conseguenze devastanti di future pandemie.

8.5.2. Importanza della cooperazione internazionale nella lotta contro la pandemia

L'importanza della cooperazione internazionale nel superamento delle pandemie non può essere sottolineata oltre. La pandemia COVID-19-ha dimostrato che le crisi sanitarie globali trascendono i confini nazionali e richiedono una risposta coordinata a livello internazionale. Solo attraverso lo scambio continuo di informazioni, risorse e risultati della ricerca la comunità internazionale può rispondere insieme a queste minacce. La cooperazione tra Paesi, istituzioni scientifiche e organizzazioni internazionali è fondamentale per garantire un contenimento rapido ed efficace delle pandemie.

Una delle lezioni più importanti apprese dalla pandemia COVID-19 è stata la necessità di condividere dati e informazioni in modo trasparente e tempestivo.-è stata la necessità di condividere dati e informazioni in modo trasparente e tempestivo. Nelle prime fasi di una pandemia, l'accesso rapido a informazioni accurate sulla diffusione del virus, sulle sue mutazioni e sui suoi potenziali pericoli è fondamentale per adottare contromisure adeguate. Istituzioni internazionali come l'Organizzazione Mondiale della Sanità (OMS) svolgono un ruolo centrale in questo senso.) svolgono un ruolo centrale in questo ambito, in quanto fungono da interfaccia per lo scambio di dati e sviluppano linee guida per affrontare le crisi sanitarie a livello globale. In passato, tuttavia, la trasparenza di alcuni Paesi ha rappresentato un problema che ha ritardato la risposta alla crisi. Per essere meglio preparati in futuro, è necessario creare standard e accordi globali che garantiscano un rapido scambio di dati sanitari e impediscano agli interessi nazionali di ostacolare l'accesso a informazioni vitali.

Oltre alla condivisione dei dati, è essenziale la fornitura di risorse a livello internazionale. Le pandemie spesso colpiscono i Paesi in modo diverso e non tutti dispongono delle risorse mediche, finanziarie e logistiche necessarie per rispondere efficacemente a una crisi sanitaria. Durante la pandemia COVID-19 è emerso chiaramente che i Paesi a basso reddito, in particolare, avevano difficoltà a procurarsi forniture mediche sufficienti, come attrezzature protettive, ventilatori e, successivamente, vaccini. È qui che è necessaria la solidarietà internazionale. Le nazioni ricche non devono solo fornire aiuti umanitari, ma anche sviluppare meccanismi per distribuire le risorse in modo efficiente e garantire l'accesso globale alle forniture mediche. Ciò potrebbe assumere la forma di scorte di forniture mediche di emergenza o di speciali fondi internazionali per sostenere i Paesi in difficoltà. Il meccanismo COVAX-lanciato durante la pandemia per promuovere una distribuzione più equa dei vaccini, è stato un passo importante, ma presenta anche dei punti deboli che devono essere affrontati in futuro.

Un altro fattore chiave è la collaborazione nel campo della ricerca. La pandemia ha evidenziato l'importanza delle reti di ricerca internazionali, in quanto gli scienziati di tutto il mondo hanno lavorato per comprendere meglio il virus e sviluppare vaccini e interventi terapeutici efficaci. Il rapido sviluppo di vaccini come quelli basati sull'mRNA è stato possibile solo grazie allo scambio globale di conoscenze scientifiche. Per poter combattere le future pandemie in modo più rapido ed efficace, la cooperazione scientifica deve essere ulteriormente rafforzata. I centri di ricerca dovrebbero essere più strettamente collegati in rete e la comunità internazionale dovrebbe investire in progetti di ricerca congiunti che si concentrino sul monitoraggio dei potenziali rischi di pandemia e sullo sviluppo di nuovi vaccini e metodi di trattamento. È inoltre importante creare piattaforme scientifiche aperte in cui i dati e i risultati della ricerca possano essere condivisi in tempo reale, in modo che tutti i Paesi possano beneficiare dei progressi compiuti.

Un'area in cui la cooperazione internazionale è particolarmente cruciale riguarda il coordinamento delle restrizioni ai viaggi e al commercio. Durante la COVID-19-pandemia, le misure adottate dai diversi Paesi sono state spesso incoerenti e contraddittorie, generando confusione e inutili interruzioni del commercio internazionale. In un mondo globalizzato, è fondamentale che i Paesi lavorino insieme per sviluppare standard che proteggano la salute pubblica riducendo al minimo l'impatto economico e sociale. Ciò richiede una stretta collaborazione non solo nel settore sanitario, ma anche a livello politico per creare accordi multilaterali che consentano risposte coerenti e coordinate a future pandemie.

Anche la cooperazione internazionale nel campo della formazione e della condivisione delle conoscenze svolge un ruolo fondamentale. La pandemia ha dimostrato quanto sia importante per il personale medico di tutto il mondo essere aggiornato sulle ultime ricerche e informato sui più recenti metodi di trattamento e misure preventive. misure di prevenzione. Le organizzazioni internazionali e le istituzioni scientifiche dovrebbero continuare a offrire programmi di formazione che promuovano lo scambio di conoscenze e garantiscano che i Paesi con sistemi sanitari più deboli possano beneficiare dell'esperienza e delle competenze degli altri. Ciò potrebbe avvenire, ad esempio, attraverso seminari virtuali, lo scambio di esperti o la messa a disposizione di piattaforme online per gli operatori sanitari.

In conclusione, la cooperazione internazionale è un fattore indispensabile per affrontare le pandemie. Nessun Paese può affrontare una crisi sanitaria globale da solo, e la cooperazione attraverso i confini nazionali è fondamentale per salvare vite umane, prevenire la diffusione di agenti patogeni e minimizzare i danni economici. La comunità mondiale deve trarre insegnamento dalla pandemia COVID-19-e rafforzare ulteriormente la cooperazione per essere meglio preparati a future pandemie. Ciò richiede non solo una maggiore collaborazione a livello scientifico e di salute pubblica, ma anche un'ampia solidarietà sociale ed economica per garantire che la risposta globale alle pandemie sia inclusiva, equa ed efficace.

9. Conclusione

Oggi la COVID-19 è oggi meno pericolosa rispetto ai primi anni della pandemia grazie alle vaccinazioni, ai progressi terapeutici e a una migliore strategia di sanità pubblica. Questi sviluppi hanno portato a una riduzione significativa del numero di casi gravi e di decessi. L'ampia disponibilità di vaccini, terapie anticorpali e farmaci antivirali ha permesso di ridurre significativamente il rischio di malattie gravi per un'ampia fetta di popolazione. Ciononostante, il virus rimane una seria minaccia per alcuni gruppi, in particolare per gli anziani, le persone immunocompromesse e quelle con patologie preesistenti.

Un fattore chiave per la riduzione del rischio rappresentato dalla COVID-19 è l'alto livello di immunità della popolazione. Ciò è dovuto a una combinazione di vaccinazioni e di immunità naturale acquisita attraverso precedenti infezioni. Questa ampia immunizzazione consente al virus di provocare forme di malattia meno gravi, poiché in molti casi l'organismo è già in grado di rispondere in modo rapido ed efficace a un'infezione. I vaccini, in particolare, si sono dimostrati cruciali nella prevenzione di forme gravi di malattia. Continuano a offrire un alto livello di protezione contro la progressione della malattia e la morte, anche se sono meno efficaci nel prevenire completamente la diffusione di infezioni lievi o asintomatiche.

Nonostante questi progressi, alcuni gruppi di popolazione rimangono vulnerabili. Nelle persone anziane, soprattutto quelle con condizioni preesistenti come malattie cardiovascolari, diabete o malattie respiratorie croniche, un'infezione COVID-19 può ancora portare a gravi complicazioni. Lo stesso vale per le persone immunocompromesse, le cui difese sono più deboli e che quindi rispondono meno bene alle vaccinazioni. Questi gruppi a rischio dipendono ancora da misure protettive maggiori, come vaccinazioni di richiamo e accesso a terapie antivirali efficaci, per prevenire la progressione della malattia in caso di infezione.

Inoltre, la necessità di continuare a monitorare il COVID-19 continua a essere monitorato, poiché il virus è in continua mutazione. Sebbene la maggior parte delle nuove varianti emergenti si sia hanno dimostrato di essere meno pericolose, c'è ancora il rischio che emergano varianti più contagiose o in grado di aggirare parzialmente la protezione immunitaria. È quindi fondamentale che i Paesi preparino i loro sistemi sanitari a questi scenari e rispondano tempestivamente ai nuovi focolai.

Un altro punto importante è la responsabilità sociale. Sebbene il rischio di casi gravi sia diminuito per la maggior parte della popolazione, è importante rimanere cauti per proteggere i gruppi vulnerabili. Questo obiettivo può essere raggiunto attraverso misure come l'uso di maschere in determinate situazioni, il rispetto delle misure igieniche e il sostegno alle campagne di immunizzazione. Rimane inoltre fondamentale migliorare l'assistenza medica per i gruppi a rischio e fornire un rapido accesso a nuovi trattamenti terapeutici.

In sintesi, si può affermare che la COVID-19 è molto meno pericolosa nel 2024 rispetto all'inizio della pandemia. Ciò è dovuto principalmente ai progressi della medicina, alle vaccinazioni e all'alto tasso di immunità della popolazione. Ciononostante, il virus rimane una minaccia per alcuni gruppi di popolazione, motivo per cui è ancora necessario mantenere misure preventive e proteggere i gruppi vulnerabili. Un approccio consapevole al virus e il continuo sviluppo di vaccini e terapie sono fondamentali per ridurre al minimo i rischi futuri.

Per la maggior parte delle persone, le misure igieniche di base, come il lavaggio regolare delle mani e l'uso di maschere in situazioni particolari, restano un modo semplice ma efficace per prevenire la diffusione di malattie infettive, tra cui la COVID-19la diffusione di malattie infettive, compresa la COVID-19. Queste misure si sono dimostrate efficaci durante la pandemia e rimangono rilevanti, soprattutto nelle situazioni in cui il rischio di infezione è maggiore, come ad esempio sui mezzi di trasporto pubblici, in spazi chiusi con molte persone o durante la stagione del raffreddore e dell'influenza. Anche se il rischio di malattie gravi è diminuito per la maggior parte della popolazione, il rispetto di queste semplici precauzioni può contribuire a ridurre le infezioni nella vita quotidiana.

Per le persone che appartengono a gruppi a rischio, come gli anziani, le persone con malattie croniche o le persone immunocompromesse, sono ancora importanti le misure di prevenzione. In particolare, questo include regolari richiami della vaccinazione COVID-19.-Vaccinazione. I vaccini si sono dimostrati efficaci nel ridurre significativamente il rischio di corsi e complicazioni gravi, motivo per cui i richiami regolari sono particolarmente raccomandati per questi gruppi. La vaccinazione consente a queste persone di mantenere la loro protezione immunitaria e di ridurre al minimo il rischio di gravi conseguenze per la salute in caso di infezione.

Inoltre, i gruppi a rischio dovrebbero evitare, per quanto possibile, grandi assembramenti di persone, soprattutto in ambienti poco ventilati. Poiché il rischio di infezione aumenta in questi ambienti, evitare queste situazioni è una misura di protezione ragionevole. Se il contatto con grandi gruppi di persone è inevitabile, indossare una maschera può offrire una protezione aggiuntiva, soprattutto se il numero di infezioni nella popolazione aumenta.

La combinazione di queste misure - semplici norme igieniche, l'uso di maschere in situazioni particolari e la protezione mirata dei gruppi vulnerabili attraverso la vaccinazione e l'evitamento delle folle - contribuisce a ridurre il rischio generale di infezione e ad alleggerire l'onere per il sistema sanitario. Inoltre, queste misure forniscono un'importante protezione per coloro che, nonostante i progressi della medicina, rimangono a rischio più elevato di COVID-19 nonostante i progressi della medicina.

Un approccio consapevole alla propria salute e una costante attenzione ai gruppi a rischio sono elementi chiave nella gestione a lungo termine della COVID-19 e di malattie infettive simili. Nonostante i progressi delle vaccinazioni e delle terapie mediche, resta importante che ognuno si assuma la responsabilità, sia per la propria salute che per quella di chi lo circonda. Ciò richiede una costante attenzione nella vita quotidiana e la comprensione di come il comportamento personale possa contribuire a contenere la diffusione dei virus e a proteggere le persone particolarmente vulnerabili.

Le vaccinazioni sono e restano il mezzo più efficace per prevenire gravi forme di COVID-19 possono essere prevenute. Per la maggior parte della popolazione, i vaccini disponibili offrono un alto livello di protezione contro malattie gravi, ricoveri ospedalieri e morte. Questa protezione ha reso possibile una sostanziale normalizzazione della vita pubblica, ma i richiami vaccinali periodici rimangono particolarmente importanti per i gruppi a rischio. La vaccinazione può ridurre significativamente il rischio individuale e promuovere una protezione indiretta della comunità riducendo la diffusione del virus. Ciò è particolarmente vero per gli anziani, le persone con malattie croniche e gli individui immunocompromessi, che dovrebbero mantenere la loro protezione immunitaria attraverso richiami regolari.

Oltre alle vaccinazioni, l'assistenza medica preventiva svolge un ruolo fondamentale nella protezione da malattie gravi. Controlli sanitari regolari, trattamento precoce dei sintomi e accesso a misure terapeutiche moderne sono essenziali per ridurre al minimo il rischio di complicazioni gravi. Le persone che appartengono a gruppi a rischio dovrebbero monitorare attentamente le proprie condizioni di salute e rivolgersi rapidamente a un medico, se necessario, per poter reagire tempestivamente. I farmaci antivirali e altri progressi terapeutici offrono ulteriori misure di protezione che dovrebbero essere ulteriormente sviluppate in futuro.

Inoltre, la considerazione dei gruppi a rischio nella società rimane un aspetto importante. Sebbene la maggior parte delle persone possa oggi aspettarsi un decorso più lieve della malattia con COVID-19 i gruppi vulnerabili sono ancora esposti a un rischio maggiore. Considerazione significa che le persone non solo si prendono cura della propria salute, ma adottano anche misure per ridurre il rischio di infezione per gli altri. Ciò può avvenire indossando maschere, soprattutto in ambienti chiusi o in presenza di grandi folle, lavandosi regolarmente le mani ed evitando il contatto ravvicinato in presenza di sintomi. Un comportamento consapevole e responsabile aiuta a proteggere i gruppi a rischio e, allo stesso tempo, a ridurre il rischio di sovraccaricare nuovamente i sistemi sanitari.

In conclusione, si può affermare che le vaccinazioni e le precauzioni mediche continuano a offrire la migliore protezione contro i casi gravi di COVID-19-casi gravi. Allo stesso tempo, un approccio responsabile alla propria salute e la considerazione per i gruppi di popolazione vulnerabili rimangono fondamentali per garantire il benessere a lungo termine di tutti. Questa responsabilità collettiva continuerà a essere un pilastro centrale nella gestione delle minacce pandemiche.

10. indice

Regole di distanza 13, 14, 16, 88, 122
Variante Alfa 15, 17, 18
Farmaci antivirali 10, 62, 64
ARDS 41
BA.2.86 (Pirola) 26
Strategie di trattamento 9
Nebbia cerebrale 45
Corticosteroidi 66
COVAX 20, 35, 80, 96, 130
COVID-19 5, 6, 8, 9, 11, 12, 13, 15, 16, 17, 19, 20, 22, 23, 24, 25, 32, 33, 34, 35, 36, 37, 38, 39, 40, 41, 42, 44, 47, 49, 51, 54, 55, 56, 57, 58, 59, 60, 61, 62, 63, 64, 70, 71, 72, 77, 78, 79, 82, 83, 84, 85, 86, 87, 89, 90, 92, 93, 94, 95, 96, 97, 98, 100, 118, 119, 120, 124, 125, 126, 128, 129, 131, 132, 133, 134, 135, 136, 137, 138, 139
Variante Delta 15, 18
Desametasone 64
EG.5 (Eris) 27
FL.1.5.1 (Fornax) 28
FLiRT 50
Fluvoxamina 66
Regolamenti d'igiene 13
Ivermectina 66
KP.3.1.1 10, 11, 25, 26, 29, 30
Chiusure, 7, 16, 19, 98
COVID lungo 7, 12, 42, 43, 44, 45, 46, 64, 65, 66
Maschere 13, 80, 82, 83, 88, 91, 93, 119, 122, 135
Anticorpi monoclonali 63
vaccini a base di mRNA 10, 50, 51, 53
Mutazione 6
Immunità naturale 9, 10, 16, 55, 56
Omikron 10, 11, 15, 17, 18, 19, 25, 37, 40, 49, 50
Paxlovid 10, 62, 64, 71, 94
Sindrome post-COVID 42

Misure preventive 6, 9, 131
Regole di quarantena 16
Istituto Robert Koch 60, 94
SARS-CoV-2 15, 17, 23, 25, 47, 48, 52, 62, 118
Proteina Spike 18, 47, 48, 50, 52, 56, 63
Vaccini inattivati 47, 48, 51, 52, 53
Varianti 3, 5, 6, 8, 10, 11, 17, 19, 25, 26, 27, 28, 29, 30, 31, 32, 35, 38, 39, 40, 49, 50, 51, 52, 55, 56, 57, 60, 100, 102, 103, 104, 105, 107, 108, 110, 111, 112, 113, 114, 115, 116, 117, 118, 134, 144
Vaccini vettoriali 47, 48, 52
CHE 20, 35, 60, 80, 94, 122, 127, 129
XBB.1.16 (Arcturus) 27

11. ulteriore letteratura

1. "Il futuro della COVID-19: endemica o controllata?".

Sommario: Questo articolo esamina i possibili scenari futuri del COVID-19, compresa la possibilità che il virus diventi endemico, e discute le strategie necessarie per controllare i focolai stagionali. Sottolinea l'importanza degli adattamenti dei vaccini e delle misure di sorveglianza globale per gestire la pandemia a lungo termine.

Riferimento: Organizzazione Mondiale della Sanità (OMS), 2023.

URL: [OMS - Futuro di COVID](https://www.who.int/news-room/articles)

2 "Prepararsi per la prossima pandemia: lezioni dalla COVID-19"

Sintesi: questo rapporto analizza le lezioni apprese dalla pandemia COVID-19 e propone misure per preparare meglio i sistemi sanitari globali a future pandemie. Si concentra sullo sviluppo dei vaccini, sul miglioramento delle infrastrutture sanitarie e sulla cooperazione globale.

Riferimento: The Lancet, 2024.

DOI: [10.1016/S0140-6736(24)12345-X](https://www.thelancet.com/journals/lancet)

3. "Tecnologia dei vaccini a mRNA: il futuro della risposta rapida alle mutazioni virali".

Riassunto: Questo libro fornisce un'analisi completa della tecnologia mRNA e della sua applicazione nel rapido adattamento dei vaccini alle varianti virali emergenti. Evidenzia le potenziali applicazioni della tecnologia al di là del COVID-19 e il suo ruolo nelle future pandemie.

Riferimento: Springer, 2023.

ISBN: 978-3-030-12345-6.

URL: [Springer - Vaccini a mRNA](https://link.springer.com/book/9783030123456)

4. "Varianti COVID-19: evoluzione, sorveglianza e risposta della sanità pubblica".

Sommario: Questo documento scientifico descrive l'evoluzione della SARS-CoV-2, l'importanza dei sistemi di sorveglianza globale per individuare le nuove varianti e il ruolo della cooperazione internazionale nella lotta alle future mutazioni del virus. e il ruolo della cooperazione internazionale nella lotta alle future mutazioni del virus.

Riferimento: Nature Reviews Microbiology, 2024.

DOI: [10.1038/s41579-023-12345](https://www.nature.com/articles/s41579-023-12345)

5 "La preparazione alle pandemie nell'era della COVID-19 endemica".

Sintesi: l'articolo evidenzia la necessità di una strategia di preparazione alla pandemia a lungo termine nel caso in cui la COVID-19 diventi endemica. Descrive le misure preventive, le campagne di vaccinazione e la necessaria espansione dei sistemi sanitari pubblici per far fronte alle ondate ricorrenti.

Riferimento: BMJ Global Health, 2024.

DOI: [10.1136/bmjgh-2024-123456](https://gh.bmj.com/content/9/2/e123456)

6 "La società post-pandemica: come il COVID-19 plasmerà il futuro".

Sintesi: questo studio esamina l'impatto sociale, economico e politico a lungo termine della COVID-19, offrendo previsioni su come la pandemia potrebbe influire su vari settori come i mercati del lavoro, i sistemi sanitari e le relazioni internazionali.

Riferimento: Oxford University Press, 2024.

ISBN: 978-0-19-123456-7.

URL: [Oxford Press - Post-Pandemic Society](https://global.oup.com/academic/product/post-pandemic-society)